小児科看護師が寄り添う

はじめての「かたまり」育児

papa PANDA

ソシム

家族の形は様々です。本書では、「パパ」「ママ」と表現していますが、「パパ」「ママ」はあくまで便宜上の言葉です。それに縛られる必要は全くもってありません。

「かたまり」は、パパとママでしか成し得ないようなものではありません。最終的な目標は世界中の全員で「かたまり」となって、子育てをすることです。その第一歩として、あなたと、あなた以外の身近にいる誰かが「かたまり」になることが必要なのです。

はじめての育児は、
「かたまり育児」で。

「かたまり育児」とは、
戦隊ヒーローものの合体ロボットみたいなものです。

「全くわからん!!」

皆さんの声が今まさに聞こえてきそうですが、
読み進めていただくと少しずつわかってきます。

さて、皆さんは自分のお子さんに、
どんな人になってほしいですか？
どんな育児をしたいですか？

育児をする上で、この「育児の初期設定」は非常に大切です。
そしてこの初期設定は夫婦間で共有することが重要です。

多くの場合、
この「共有」の部分がスッポリと抜け落ちており、
お互いの目指す育児の方向性がバラバラになってしまっているため、
「なんで協力してくれないの！」とか
「小言ばかり言ってるなー」となってしまうわけです。

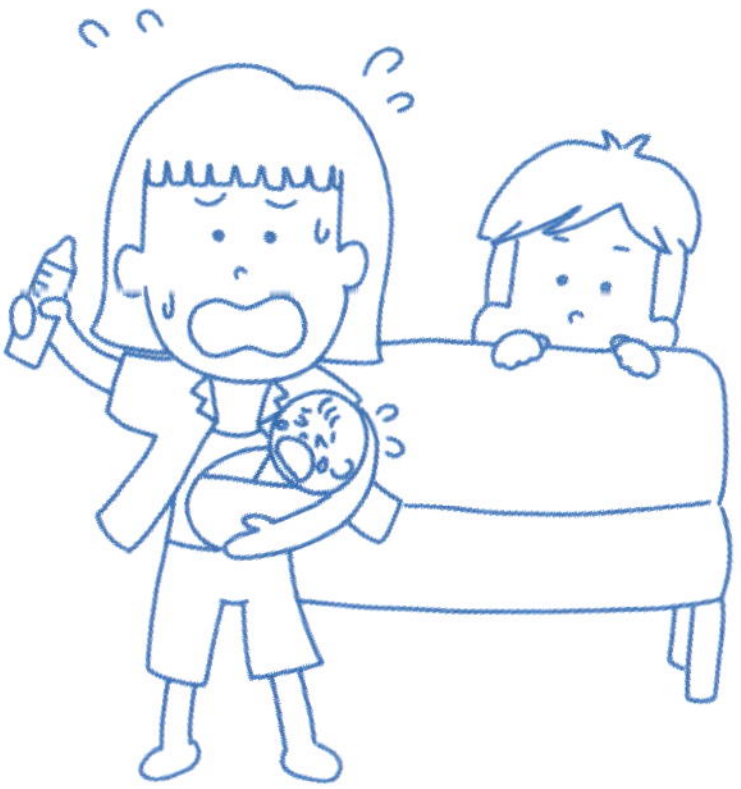

夫婦というのは、元々は他人です。

生まれた場所も違えば、育ってきた環境も違う。考え方も元来違います。

しかし、これを理解し、
考えを共有するだけで強い夫婦になり、育児戦闘力が上がります。
スーパーパパロボット、スーパーママロボットを手に入れた感覚です。

ただ、まだこれでは最強状態ではありません。
個々が強くても、
お互いにバラバラの動きをしていたり、
どちらかが倒れてしまうと戦闘力は下がってしまいます。

そこで、合体です。

合体して同じ操縦席に乗るわけです。

どちらかがダメージを負った時はどちらかが操縦をします。
操縦ができない方も脳みそは動かし指示を出します。
これで戦闘力はそのままに、育児という強力な怪獣に立ち向かうことができます。

「パパ」「ママ」ではなく
「両親というかたまり」で育児に立ち向かう。
これが「かたまり育児」です。

残念ながらこれを実践しても幸せが倍になることは少ないかもしれません。
しかしながら、負担は半分になります。
また子どもに対して、一貫した育児が提供できます。

はじめに

この本は、育児書であり、医学書であり、冒険の書である。

豊かな世界をつくるのは子どもの笑顔です。
豊かな家庭をつくるのは子どもの笑顔です。
子どもの笑顔は親の笑顔から生まれます。
親の笑顔は心の余白から生まれます。

我々親が笑顔でいるためには、家族・パートナーについてどのような思いを持っておくのがいいのか。子どもや子育てにどのように関わり、考えるのか。どのように心の余白をつくるのか、それが非常に重要です。

子育てって、むちゃくちゃ難しいーーー!!

私、毎日叫んでいます。

子どもが生まれる前はハッピーなことばかり想像しますよね。はい。していました。まさに私がそうでした。

こんな幸せな想像ができるのも、実際に子どもの笑顔が見られるのも、親の特権なわけですが、実際に子育てをしてみると、毎日常時「なにこれ!?」「どうしたらいいの!?」「うまくいかない!!」の連続です。

これもまた親の特権なのかもしれません。「おいおい、思ってたんと違うぞ?」と、現実を突きつけられるわけです。

私は現実を突きつけられた時、助けを求めにネットサーフィンをし、書店に行きました。そこで「子育て」について調べる。すると何が起こったか……余計に辛くなりました。そこには子育てをする「ママ」が「やるべきこと」ばかりが書かれていました。

残念ながら、パパのことはごくごく僅かでしたし、やりたくないと思って調べたのに「やるべきこと」ばかりがそこにはありました。

私、子育てのコツは、
「うまくなにもしない」
「みんなでやる」
「上手に解釈する」
だと考えています。

本当に必要なことと後回しでいいことを分別する。自分がした方がいいことと別の人に任せてもいいこと、複数名でした方が効果的であることを見分ける。これが「身体」を楽にします。また、心がマイナスに動いてしまいそうな時に、少し別の角度から物事を見つめ解釈の仕方を変えてみる。これが「心」を楽にします。

本書では、私の父としての体験から、日々育児と向き合う中で生じたリアルな疑問や不安とその解決方法を綴ります。

次に、少し私の家族のお話をします。

私の息子は産まれてすぐに心臓の病気がわかり、生後3か月で手術をしました。幸い、夫婦揃って小児科の看護師をしていたもので、病状や手術の仕方、手術後の回復の過程など、わからないことがほとんどありません。あってもすぐ医師に聞いて解決できました。それでも不安が尽きませんでした。大丈夫とわかっていても、得体の知れない不安が付きまといました。

その時ふと思ったんです。「知識がない人たちはどうしてんだ？」と。知識があるから不安になるのか？　知識がなければ不安は小さいのか……？

いやいやいやいやいや、自分の子どもの命の話ですよ？　知識がないから不安じゃないなんてことはあり得んでしょ！　私たちよりよっぽど不安でしょ！

あ。そういえばそうだった。自分が今まで関わってきた患者さんたち。どんなに軽症な風邪でも、何度も何度も受診してた。疲れ切った顔をしてた。

子どもと暮らす中で、病気になった瞬間というのは、すごくネガティブになります。「しょぼーん」「ドキドキ」の連続です。また、看病疲れで「ぐったり」「ムカッ」も併発する。どこに頼ったらいいかわからないパパママも多い。

小児科の看護師としてそういった方の助けになりたい。ただ不安を煽《あお》るものではなく、パパやママの負担感にも焦点を当て、お役に立ちたいと思います。

また、この自慢の息子ですが、心臓はすっかり良くなりましたが、成長していくにつれて発達がゆっくりなことがわかりました。今は同じようにゆっくりなお友達と日々過ごしています。発達がゆっくりという特徴は一般的に見るとハンデと思われることも多く、それだけで悲観的になってしまうパパママも少なくない。

息子とそのお友達、同じように発達がゆっくりな子どもたちのパパママを見ると、中には浮かない表情をしている人もいた。少なくなかった。なんか「しょぼーん」としているし、すぐ「ムキーッ!!」となってた。話をすると私たち家族の考え方とは全く違った。

どちらが良くてどちらが悪いとは思いません。ただ、笑顔でいたいのに何をしたらいいか、どう考えたらいいかわからない、という人の力にはなりたい。

子育てをしていると、ふとRPGゲームを思い出します。ポ○モンとか、ドラク○とかあいうやつです。見たことのない敵が現れては戦い、経験値を上げ、より強い装備をまとい、仲間を増やして強くなっていく。また時に「逃げる」を選択する。そして自分の属性に合った戦い方をする（火属性の相手には水属性の出番ですし、決して攻撃力は高くないけれど、癒しや回復の能力を持つ仲間もいます）。

個人の能力を上げることも大切ですが、家族（ゲームでいうところの「パーティー」というやつです）というかたまりでレベルを上げないとラスボスには勝てません。子育てにラスボスはいないかもしれませんが、途中途中にレベル高めの中ボスがいっぱい出てきます。そいつらをどう乗り越えていくか、どうすれば経験値が上がるか、どの装備でいくか、誰を仲間にするか、この本がそのヒントになればと思います。一緒に冒険に出かけましょう。

子どもが生まれてから生じる、数多ある「ムカッ」「ムキーッ!!」「しょぼーん」な瞬間に、余裕を持って対応できる心の余白の作り方を、永く小児科で働いてきた看護師の視点、発達ゆっくりさんを育てる親の視点、病気持ちの子の親の視点、そして一人の父親の視点でお話ししていきます。

「子育てよ、どこからでもかかってこい！」

子どもの病気 編

第2章 小児科看護師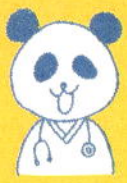が教える家族との関わり

第3章 小児科看護師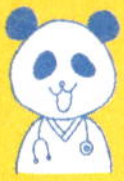が教えるインターネットとの付き合い方

ある日の連絡帳

第1章

小児科看護師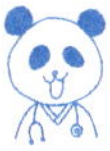が教える
基本のお世話と
病気のときの対応

子どもの生活・お世話 編

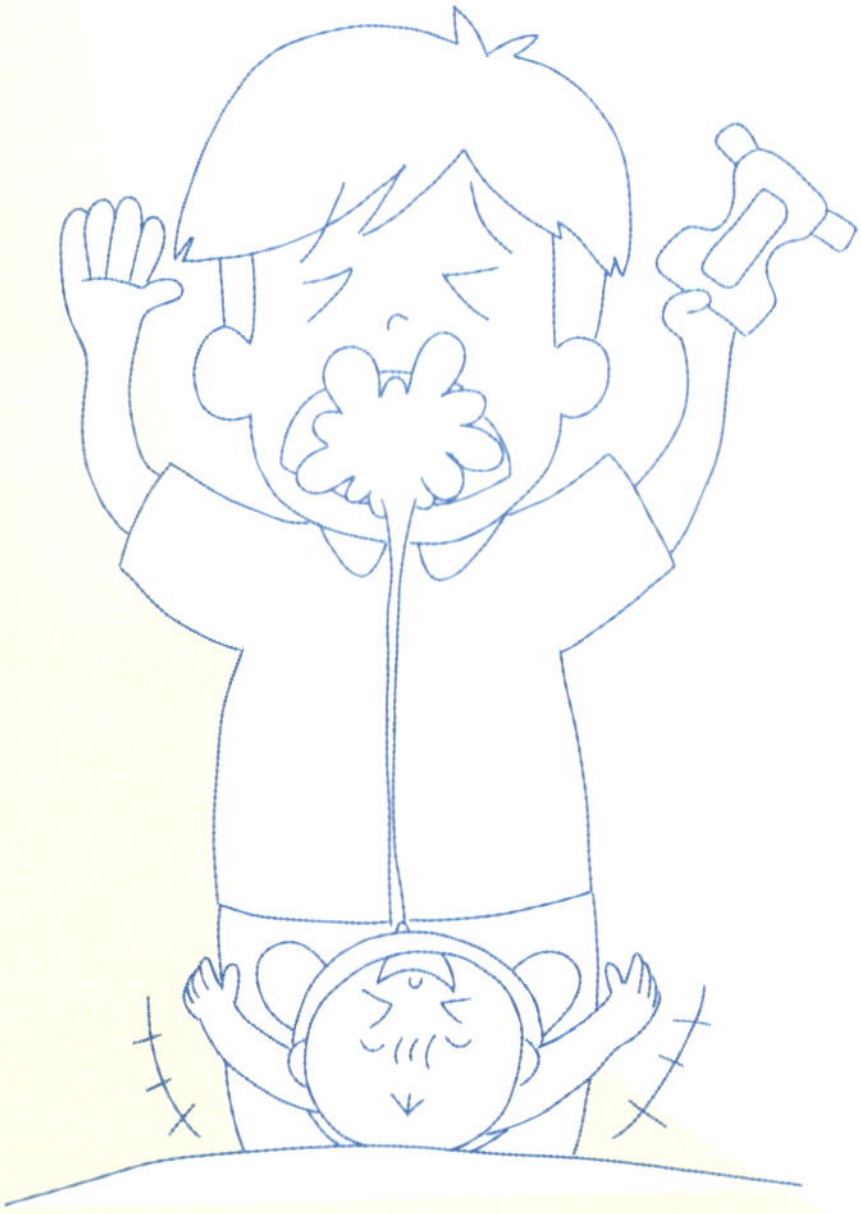

ここでは、抱っこの仕方や沐浴の方法、
癇癪や発達の遅れに対する理解の仕方など、
子どもの生活やお世話について書いていきます。

具体的な話をする前に、皆さんが知っておくべきことがあります。
それは、何事もできなくて当たり前だということ。
一人目のお子さんはもちろん、二人目、三人目となっても、
初めての二人目、三人目ですから。
できなくて当然です。

これからできるようになりますからご安心を。
一緒に学んでいきましょう。

01

抱っこの仕方がわからない

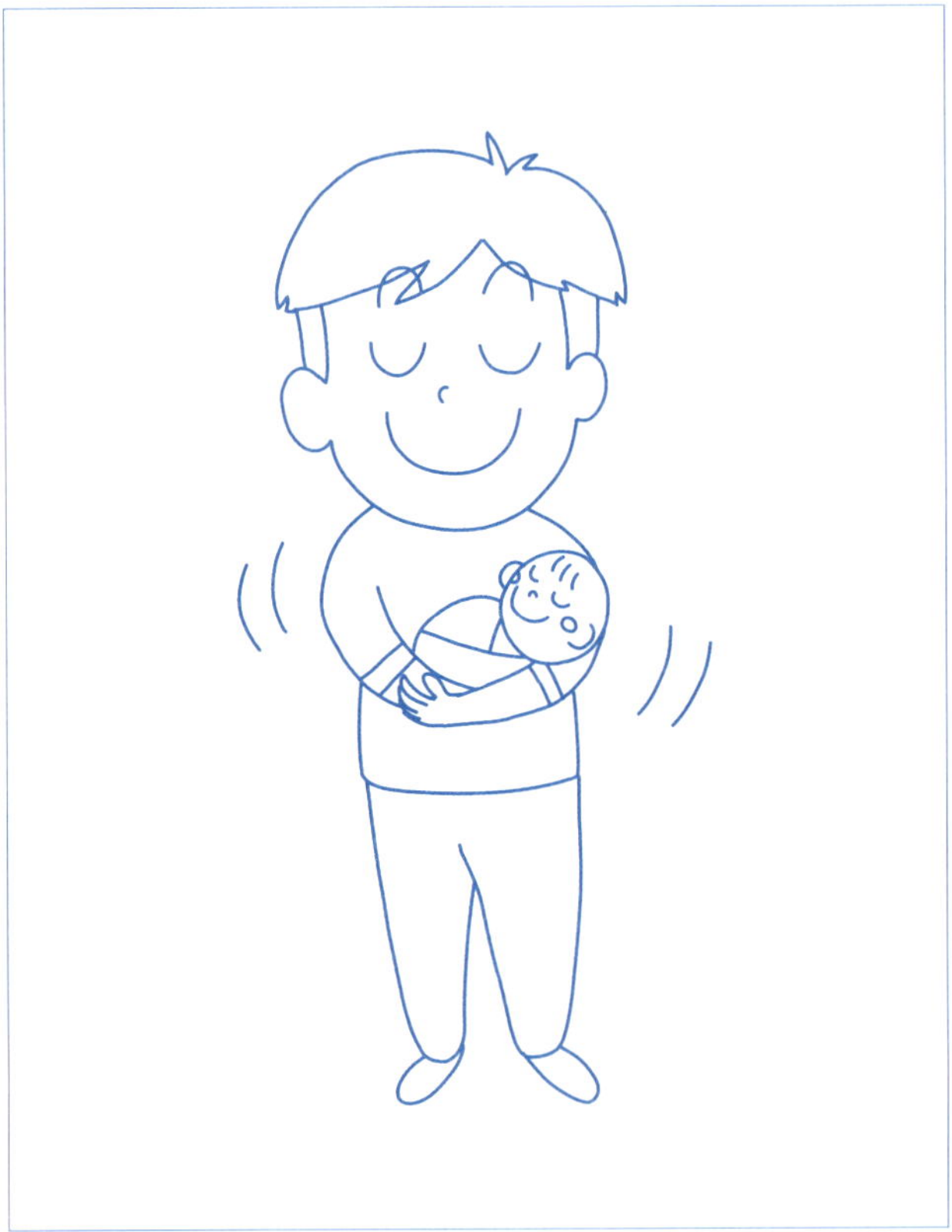

かたまり育児のヒント

ママもパパも、「こめ太」で抱っこの
予行練習を!

親世代の半数は抱っこ未経験

私と同じ、現代の親世代の一人っ子率は約10%。残りの90%はきょうだいがいますが、そのおおよそ半分は末っ子。つまり、親世代全体の半数は自分より小さいきょうだいがいない。環境にもよりますが、**大人になるまで、自分の子どもができるまで、小さい子どものお世話をしたり、まして赤ちゃんを抱っこしたりしたことがないなんて人は決して少なくありません。**それなのに、「未熟な親」だと自分にレッテルを貼り責めてしまう。子育てに苦手意識をもってしまう。

大切なことをお伝えします。

「抱っこの仕方がわからない」

大丈夫です。多くの親がそうです。むしろ最初から上手に抱ける方が普通じゃない。初めてなのに上手に抱けるとしたら、これはかなりの特殊能力です。前世でそういう仕事してました？って感じです。**できなくて当然。抱いてりゃそのうち慣れます。**

とはいえ、出産前に夫婦でそういったシミュレーションをしておくことも大切です。ご夫婦であーでもない、こーでもないと産後や子どもについてのイメージを膨らませ、しっかりとコミュニケーションをとっておくことは大変素晴らしいことです。私はそういった取り組みを強く推奨します。**子どものことを一生懸命考え行動しているということは、たとえそれが赤ちゃんであれ、必ず伝わっています。**

しかしながら、新生児のあの脱力感や、首がすわっていない抱きづらさや緊張感を体験する方法はなかなかありません。赤ちゃん人形を使用する手もありますが、精巧なものは高価だし、安いものだと再現度が低い。どれもこれも現実的ではありません。

ここでは、赤ちゃんを抱っこする時のポイントと、ご自宅でも再現可能な練習方法をご紹介します。

抱っこのポイント

まずは赤ちゃんの自然な（落ち着く）姿勢を知っておきましょう。

赤ちゃんの自然な姿勢は**腕がW、足がM字型に開いた姿勢**です。この姿勢の保持を意識すると、赤ちゃんにとって心地のよい抱っこができるでしょう。

また、次のことを意識しましょう。

- 首がすわっていないため、頭と首、体をしっかりと支える
- 赤ちゃんと大人の体を密着させる
- 赤ちゃんの体が捻れていない
- 赤ちゃんの背中が緩やかなCカーブを描いている
- 赤ちゃんの口や鼻を塞いでいない

抱っこ養成シミュレーター「こめ太」を作ってみよう!

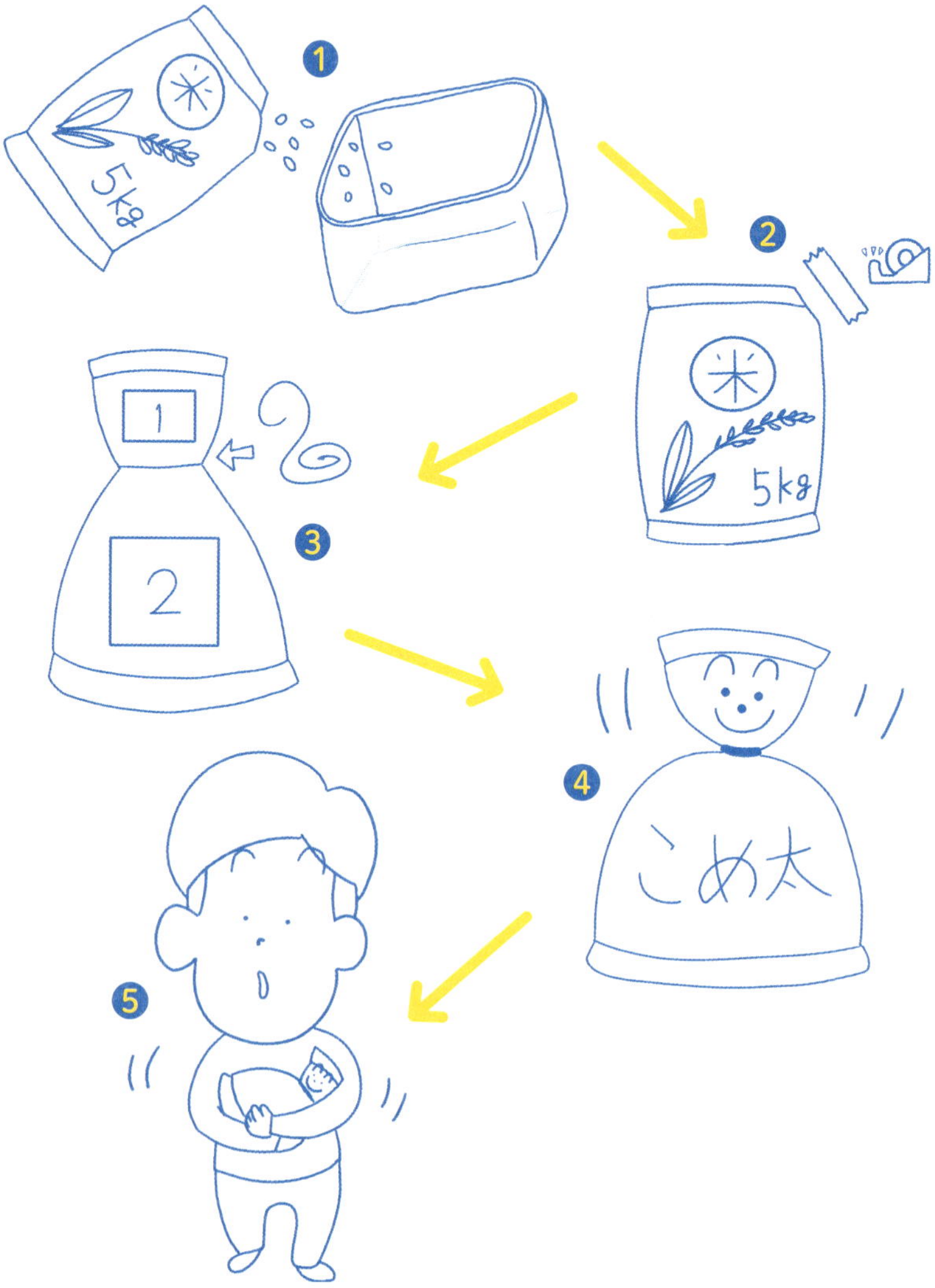

こめ太の使い方

1. 5キロのお米を買ってきて、大体2／5を米びつに移します。
2. お米が出てこないようにしっかり口をとじます。
3. 1：2くらいの位置で紐でしばります。
4. 顔なんか描いてみると、愛着がわいていいかもしれません。
5. 首がぐらぐらしないように抱っこしてみましょう！

ここがポイント

- **足はM、手はWの形が落ち着くよ！**
- **大丈夫、抱っこの仕方なんてみんなわかんないから。**

02

赤ちゃんが泣き止まない／なんで泣いているかわからない

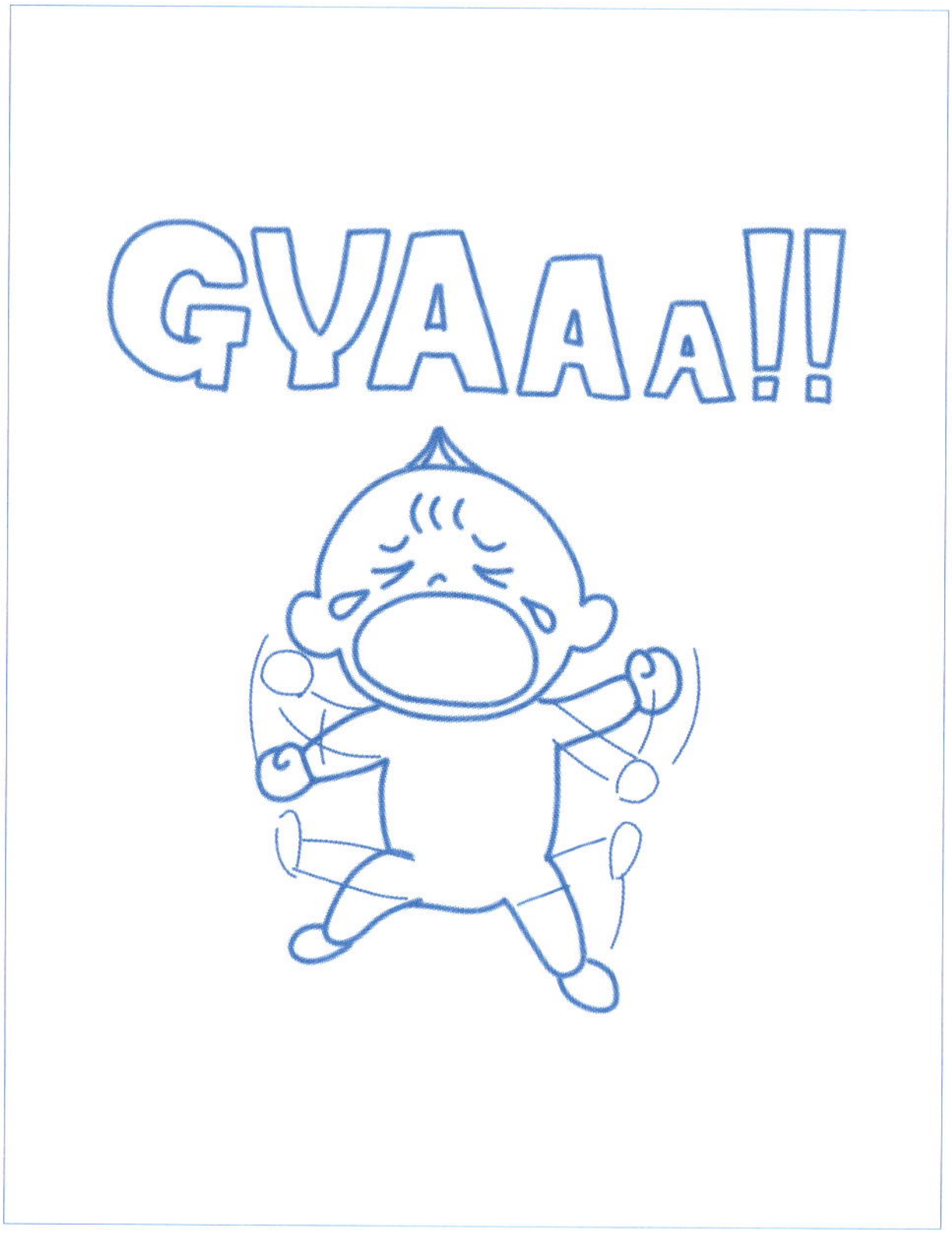

かたまり育児のヒント

泣けているのは無事な証拠。
ママとパパ、交代で休憩を。

赤ちゃんの「泣き」は長年研究されてきた

言葉をまだ持たない赤ちゃんたちは、「空腹」「眠気」「痛み」「甘え」などの様々な不快を「泣く」というたった一つの方法だけで伝えてきます。その解読は非常に難解で、よほどの名探偵養育者でない限り、全ての「泣く」を正確に理解して的確にアプローチすることはできません。私自身も、子どもたちがなぜ泣いているのかわからないことは非常に多いです。

先人たちの研究に、様々なシチュエーションでの泣き方や泣き声を分析し、そこに変化はあるのか、赤ちゃんは「泣く」を区別して使っているのかというものがあります。

結果、そこに区別はあり、様々なシチュエーションで赤ちゃんなりに「泣く」を使い分けていることがわかっています。また、**それぞれの「泣く」に対して養育者が良い反応を示してくれると、「この泣き方でよかったんだ」と、泣き分けを覚えていく**とされています。養育者の反応を一種の成功報酬として、自身の成長に繋げていく能力を赤ちゃんたちは備えています。

養育者もまた、様々なシチュエーションとその場面場面での「泣く」に遭遇することで、泣き方のバリエーションがわかるようになり、適切なアプローチができるようになるといわれています。

こういった先人たちの理論や見識はすごくよくわかります。前述した「私自身も、子どもたちがなぜ泣いているのかわからないことは非常に多いです」には注釈があり、「他人の子なら」です。自分の子どもが泣いている理由はわかることが多いです。それまでの子育てや職業上の経験から、引き出しが増えていくことは間違いないと思います。

今、この瞬間の「泣き」をなんとかしたいんですよね

ただ、子育てをしていて直面するのは

「いや、その過程がしんどいのよ！！！」です。

結果ではなく過程です。その苦痛や苦労を乗り越えた後に子どものことが理解できるようになる。それは理解できるんです。**ただ現実に困っているのは、「今」なんで泣いているのかがわからないことなんです。嫌になってくるんです。**そこをもっと論じたい。

結論から言うと、わからなくていいんです。わからないことの方が、わからない人の方が多い。わからない自分を責めるべきではない。あなたは悪くない。まして悪い親なんかじゃ

ない。ただ、赤ちゃんが泣くという手段しか持ち合わせていないことは理解してください。赤ちゃんも悪くない。

抱っこしてみて、おむつを替えてみて、おっぱいを飲ませてみて。それでも無理なら降参しましょう。一時的にしんどくなっちゃったら、逃げましょう。赤ちゃんを安全な体位で、安全な場所に置いて別室で温かいお茶でも飲みましょう。赤ちゃんにはしばらく泣いておいてもらいましょう。**泣けているということは無事だということです。**

そしてこれまた「かたまり」で行ってください。もう一人の養育者はこの問題にぶつかっている養育者に自分の引き出しのアイテムを渡してください。そして同じ場面に立ち会っているなら、そのしんどさを半分こしてください。「ちょっと休んでおいで」と言ってあげてください。

ここがポイント

- **まずは抱っこ、おむつ、哺乳。それでも無理なら降参しよう！**
- **泣き止まないからって自分や赤ちゃんを責めちゃダメだよ。泣けてるのは生きてる証拠。**

03

体重増えすぎ？ 飲ませすぎ？

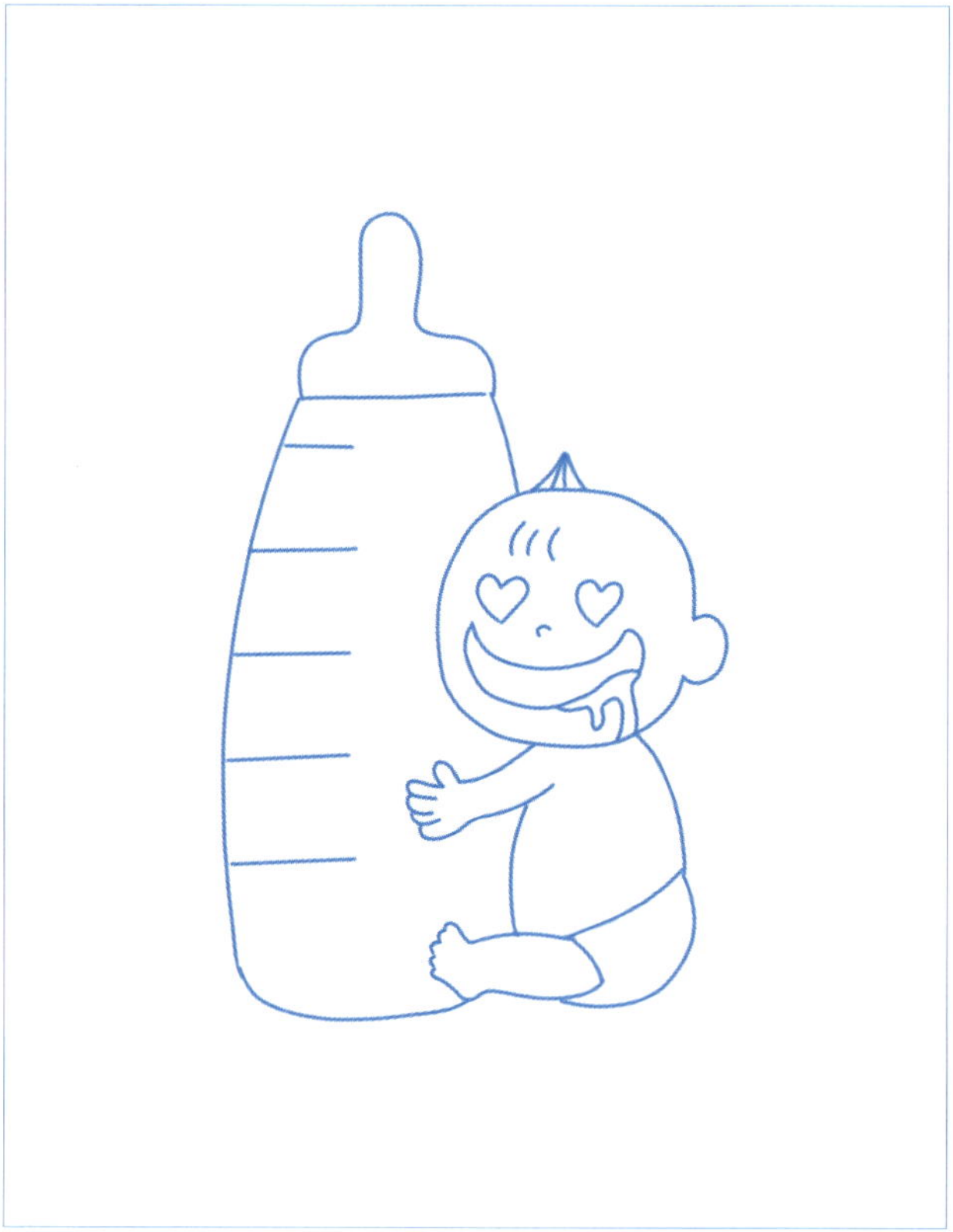

かたまり育児のヒント

赤ちゃんが泣いていたら、
「お腹空いてるんじゃない？」と言う前に
まずは全身チェックを。

おっぱい／ミルクは欲しがるだけ飲ませてOK

これまでたくさんの赤ちゃんの健診に立ち会い、ママやパパとお話をさせていただきましたが、この「増えすぎ飲み過ぎ問題」でお悩みの方は相当いらっしゃいます。

怪訝な表情で「体重が増えすぎていないでしょうか……飲ませすぎでしょうか……」とご相談くださる方は本当に多い。人によっては、赤ちゃん用の体重計を購入し、毎日体重測定……。それでも増えていく体重に不安の毎日。ネットで検索すると「過飲《かいん》症候群」なる文字も。

「数字」に振り回されないでください。相対するのは子どもです。数字ではありません。**基本欲しがるだけ飲ませて大丈夫です。**もちろん、基礎疾患があり、哺乳量を厳密に制限しないといけない場合もありますが、そうでなければ欲しがれば飲ませて大丈夫。

ただ、それが本当に「飲みたがっているのか」を見極めることはしなくてはいけません。泣いている→飲ませる、というステップの踏み方はやや不十分です。

泣いている→「なんで泣いているんだろう？」→飲ませる以外解決方法がない→飲ませる、が正しいステップの踏み方です。

このステップが不十分だと、その子の哺乳の適正量を越えてしまいます。そして体重が増える以外の症状が出てきてしまいます。それは赤ちゃんにとって負担です。まずは赤ちゃんの様子をよく観察して、なんで泣いているかをたくさん想像します。

哺乳の前に、まずは赤ちゃんの様子をチェック

汗をかいていないか？　服はしわくちゃになっていないか？　うんちは出ているか？　抱っこしてほしいタイミングではないか？　いろんなアプローチをして、かつ哺乳の間隔も考慮して、お腹が減っているかどうかを判定します。数字に踊らされてしまうと、子どもが置いてけぼりになってしまいます。

とはいえ、そんなにいくつものアプローチを、知識も経験もない状態で行うのは大変かもしれませんし、心の余裕もないかもしれません。まず飲ませてみる、それでもいいと思います。でも頭の片隅に、赤ちゃんはその性質上、飲みたくなくても乳首を咥えさせられると嫌でも吸ってしまう、様々な要求を「泣く」という方法でしか表現できないということは理解しておくことが必要です。

そして最後に、あなたを苦しめているその体重計は一旦クローゼットに眠っておいてもらいましょう。「数値」ではなく、拙《つたな》くても自分の親としての感覚や経験を少しだけ信じてみ

てください。

ここがポイント

・飲みたがっていれば飲ませて大丈夫！
・「数字」ではなく「子ども」を見るんです。

04

沐浴がうまくできない

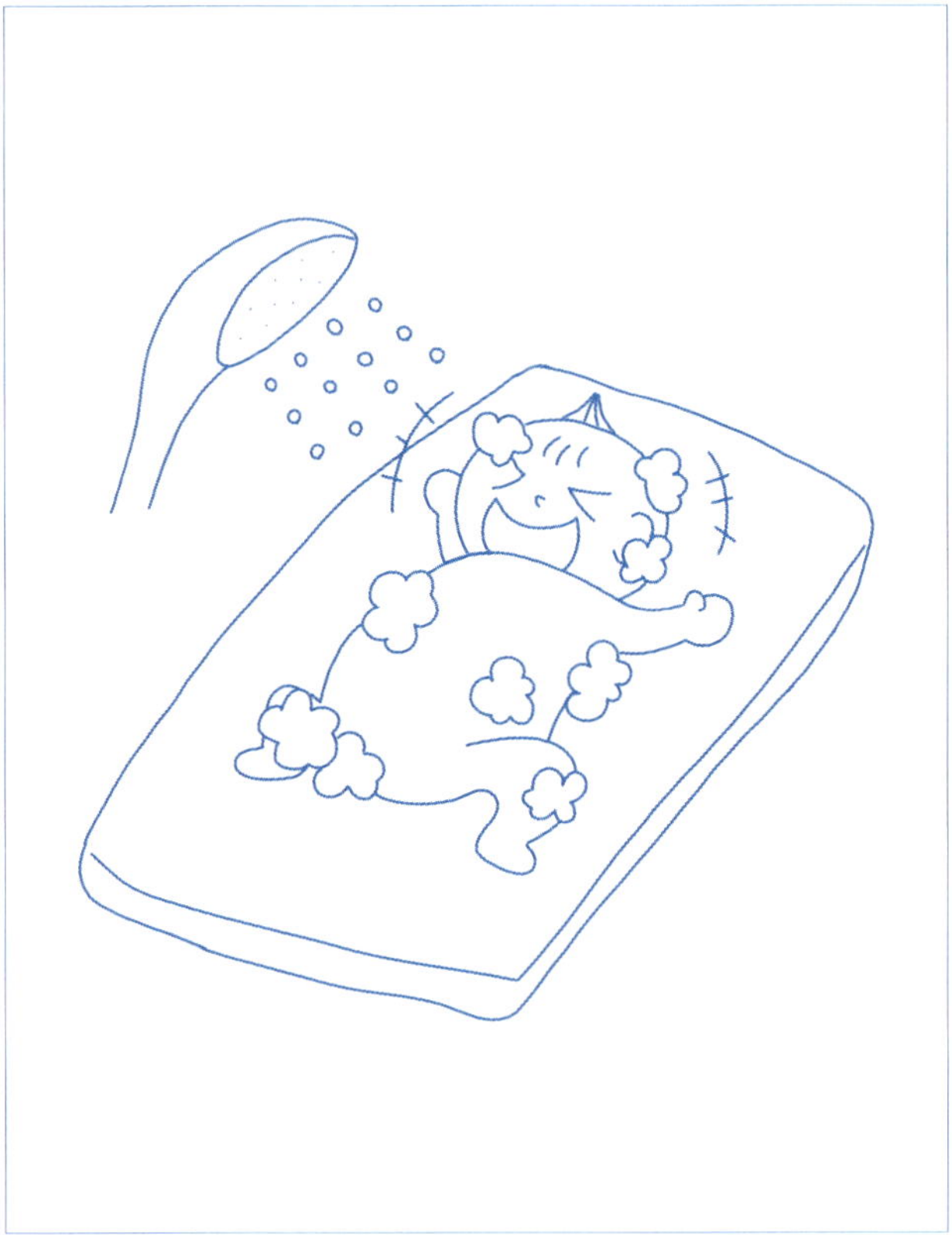

かたまり育児のヒント

沐浴は手が大きいパパの方が有利！
ベビーマットがあれば、
パパもママも楽ちんに♪

病院で習うやり方は難しい

初めての沐浴、難しいですよね。

私も新人看護師の頃はすごく苦手でした。実際、現在もそんなに得意ではありません。新生児期はたった3～4キロほどの体重ですが、その赤ちゃんを一定時間抱え、片手では耳に水が入らないように押さえ、もう片手で全身を洗っていく。片手でしか体を支えられていないのに、赤ちゃんは足をピンピン、モゾモゾ。体の前面を洗えたら、今度はひっくり返して背中を洗う。

ママたちはその小さな手で、筋力もない腕でそれを行っています。気がつけば汗だくですよね。何を隠そう、私も一般男性に比べると手が小さい。そして筋力も少ない。ゆえに沐浴が苦手。ママさんたちの気持ちがよくわかります。

ということはですよ？　**パパさん、あなたの方が沐浴は楽にできるはずです。**手も大きいし筋力もある。沐浴のスペシャリストになれるチャンスです。ぜひ、沐浴はパパに担ってほしい役割です。

しかしながら、毎日パパが実施というわけにもいきません。私はママみたいな手の大きさと筋力ですが、パパなのでパパの気持ちや状況もよくわかります。ママでもパパでも、楽に沐浴ができる方法が一番です。

助産師さんや看護師さんが教えてくれる方法は、沐浴槽やベビーバスを使い、その中で完結させるという方法です。教科書に書いてあるごくごく一般的な沐浴の方法です。しかし残念ながらこの方法はパパママの筋力や、まして皆さんのご自宅の環境については考慮されていません。ごくごく一般的な方法です。これを自宅に持ち帰っても、そりゃやりづらさを感じますよ。当たり前です。そのやりづらさから「沐浴が苦手。うまくできない」と感じてしまう必要はありません。そのやり方だとうまくできないだけです。

安心してください。沐浴が苦手な私でも楽に、そして効果的にできる沐浴の方法を伝授します。

簡単できれいに洗える沐浴の方法

【場所】

浴室

【準備物品】

・ベビーバス
・ベビーバスマット
・ベビーソープ
・タオル
・愛と気合い

【方法・注意点】

❶ 浴室温度は24~26℃に設定します。**赤ちゃんは体温が下がりやすいので浴室は事前に暖めておきましょう。**できれば脱衣所も暖かくしておきましょう。

❷ ベビーバスにお湯をはります。お湯の温度は夏場は38℃、冬場は40℃ぐらい。

❸ 浴室にベビーバスマットを敷きます。

❹脱衣所にバスタオルと赤ちゃんのお着替えを広げて置いておきます。保湿剤等あればこれも脱衣所に準備しておくと良いでしょう。

❺赤ちゃんを裸ん坊にします。

❻ベビーバスマットに赤ちゃんを乗せ、ベビーソープで洗います。たっぷりの泡で優しく洗います。**関節や首などのシワの多い部分は汚れが溜まりやすいのでシワを伸ばして**洗いましょう。お顔も泡で洗います。

❼一通り洗い終わったら、ベビーバスにチャポンします。優しく泡を落としましょう。そのまま入浴します。**お湯に浸かる時間は5分以内**に留めましょう。

❽お顔も泡で洗います。目やお口に入らないように気をつけますが、ベビーソープは基本、添加物も少なく低刺激のものが多いので、目や口に入ってもそんなに問題ありません。**お顔の泡は「拭き取る」のではなく、お顔にシャワーや桶のお湯をかけて「洗い流す」**をしてください。

❾お風呂から上がった後は、体が冷えてしまわないようにすぐに水分を拭き取りましょう。赤ちゃんの肌は傷つきやすいので、ゴシゴシ拭かず、**トントンと押さえ拭き**します。また、お風呂上がりは乾燥しやすいので、タオルで拭いたらすぐに保湿をしましょう。

多くの場合、赤ちゃんを裸にした後すぐに浴槽につけ、その中で体を洗うよう指導されます。だから片手で体を支えないといけないし、しんどい。

また、その方法だと、ベビーソープの泡が体につく前にお湯で流れてしまうので効果的な洗浄もできません。PANDAのやり方だと、楽に効果的な洗浄ができます。時間も短くて済みます。

長く小児科で働き、我が子の沐浴も散々しましたが、これが最も楽な方法です。

ここがポイント

- **両手を使える環境をつくろう!**
- **病院で教えてもらった方法が絶対ではないよ!**

05

うんちが出ない

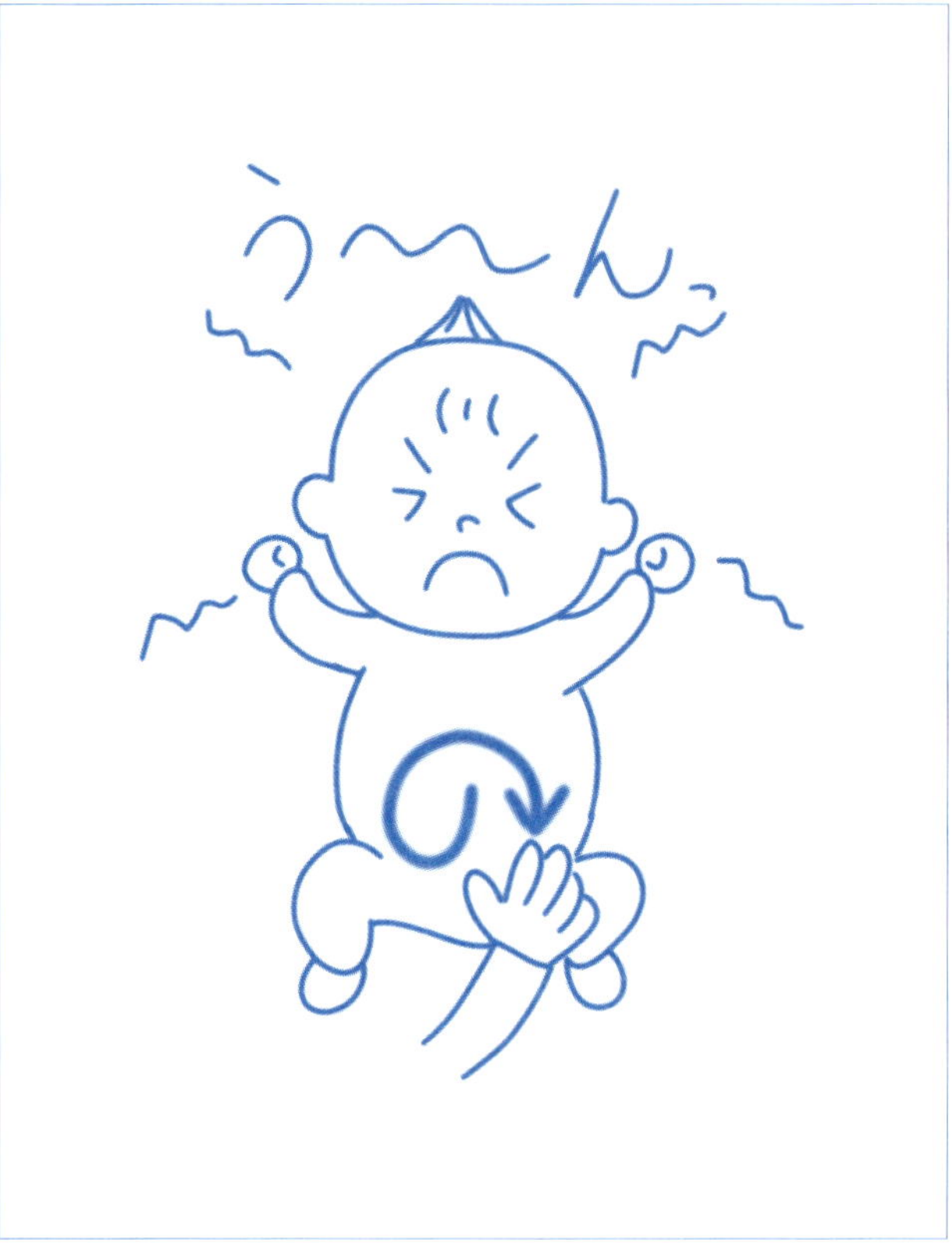

かたまり育児のヒント

よく動く赤ちゃんに
綿棒浣腸をする場合は、
「足を持つ係」と「綿棒係」をわけよう！

赤ちゃんのうんちが出やすくなる方法

赤ちゃん（子ども）は内臓の機能が未熟で、腸内環境もまだ整っていません。ゆえに下痢にもなりやすいし、便秘にもなりやすい。うんちが溜まると胃が圧迫されて、哺乳量が減ってしまうことがあるし、お腹が張って苦しくなる。

だから**うんちは定期的に（1日1回は）出る方がいい**です。少なくとも3日は溜めない方がいい。自力で出せない場合は出るようにこちらからアプローチしましょう。アプローチ方法には、2段階あります。

(1) お腹のマッサージ

お腹を優しくモミモミしましょう。「の」の字を書くようにお腹をマッサージします。数回繰り返してみましょう。赤ちゃんがこれでもかと嫌がる場合は撤退しましょう。

爆裂に効果があるものではないので、1日を通して何度かやってあげるといいでしょう。

（2）綿棒浣腸

【準備物品】

・普通サイズの綿棒

・ベビーオイル、オリーブオイル、ワセリンなどの潤滑油《じゅんかつゆ》

・おむつとお尻ふき

【方法】

❶ 綿棒の先端から2センチぐらいのところに、マジックで印を付けておきます。

❷ 赤ちゃんを仰向けに寝かせオムツを外します。

❸ 綿棒の先端に潤滑油をたっぷりと塗ります。

❹ 片手で赤ちゃんの両足を持ち、お尻の穴がよく見えるように足を上げます。

❺ 潤滑油を付けた綿棒を、お尻の穴に真っ直ぐ、**マジックで印を付けたところまで挿入します。**

❻ 10～15秒ぐらい、腸の内側をなぞるように、肛門を広げるようにクルクル綿棒を動かします。

❼ 一度で排便がない場合は少し時間をおいて2、3回綿棒浣腸を試してみてください。

(1)のマッサージを併せて行うとより効果的ですが、赤ちゃんがよく動く場合は、腸を傷つけてしまうリスクが上がるため、**綿棒浣腸に集中しましょう。**

もし、腸を傷つけてしまい、綿棒や便に血が少量ついてしまったとしても焦る必要はありません。当日中に出血が止まるのであれば心配いりません。翌日までダラダラと出血が続くようであれば、医療機関を受診しましょう。

大丈夫なうんちの色、心配なうんちの色

うんちの色についても、よくご質問いただきますのでご説明しましょう。

- 黄色、緑色のうんち……心配ありません。胆汁がしっかり排出されている色です。健康な証拠です。
- 茶色……私のと一緒の色です。問題ない。離乳食が始まるとこういった色に変化していきますね。

● 赤色……1回きりの少量の赤いうんちなら様子を見て大丈夫。いちごジャムのような見た目のうんちで、腹痛（機嫌不良）を伴えば受診した方が良い。
※にんじん、トマト、スイカ、野菜ジュースを食べた後は赤いうんちが出ることがよくあります。

参考にしてみてください。

ここがポイント

・1日1回はうんちを出しておきたい！
・困ったら受診でOK！

vol.1

ある日の連絡帳
裸んBOY

家での様子	
睡眠	時　分 〜 時　分
排便	あり（　時）　なし
朝食	時 内容（　）
検温	（　）℃

ふと、スッポンポン少年が目の前を横切る場面が最近多いです。

ちょっと涼しくなってきたし、スッポンポン少年が現れることが少なくなると思うと寂しいですね。

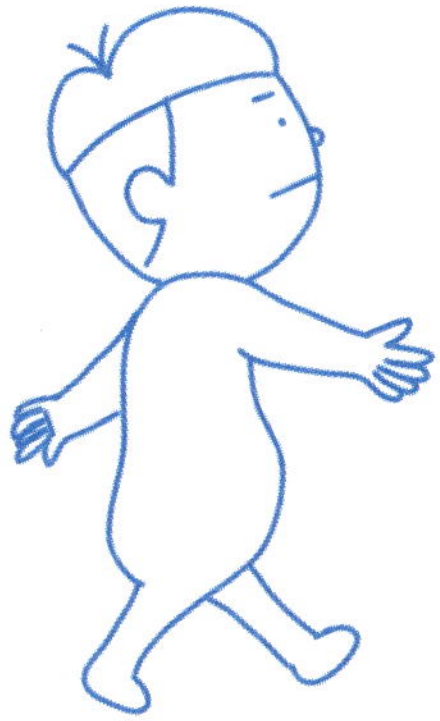

実際のところ…

この頃のBOYは裸にハマっていました。特にお風呂上がりはお風呂場からダッシュで出てくることが多かった（今もそうですが笑）。元々足の筋力が弱く、なーんかノフノフ走る男なので、風呂上がりのスリッピーな状態だと転倒のリスク激高です。

さらにトイトレも終わっておらず、自分の排泄物で遊んじゃう癖もあったので、我々夫婦からしたら、大事故５秒前です。「ちょっと待てーーーーーい!!」案件です。とりあえず１回笑ってみました。すると、「数ヶ月後には成長していて、こんな光景見られないかもなー」という思考になりました（残念ながら今もしっかり見られちゃっていますが笑）。裸だって良いじゃない！オムツだけはすぐに履かせましたけどね（笑）

06

ゲップしてくれない

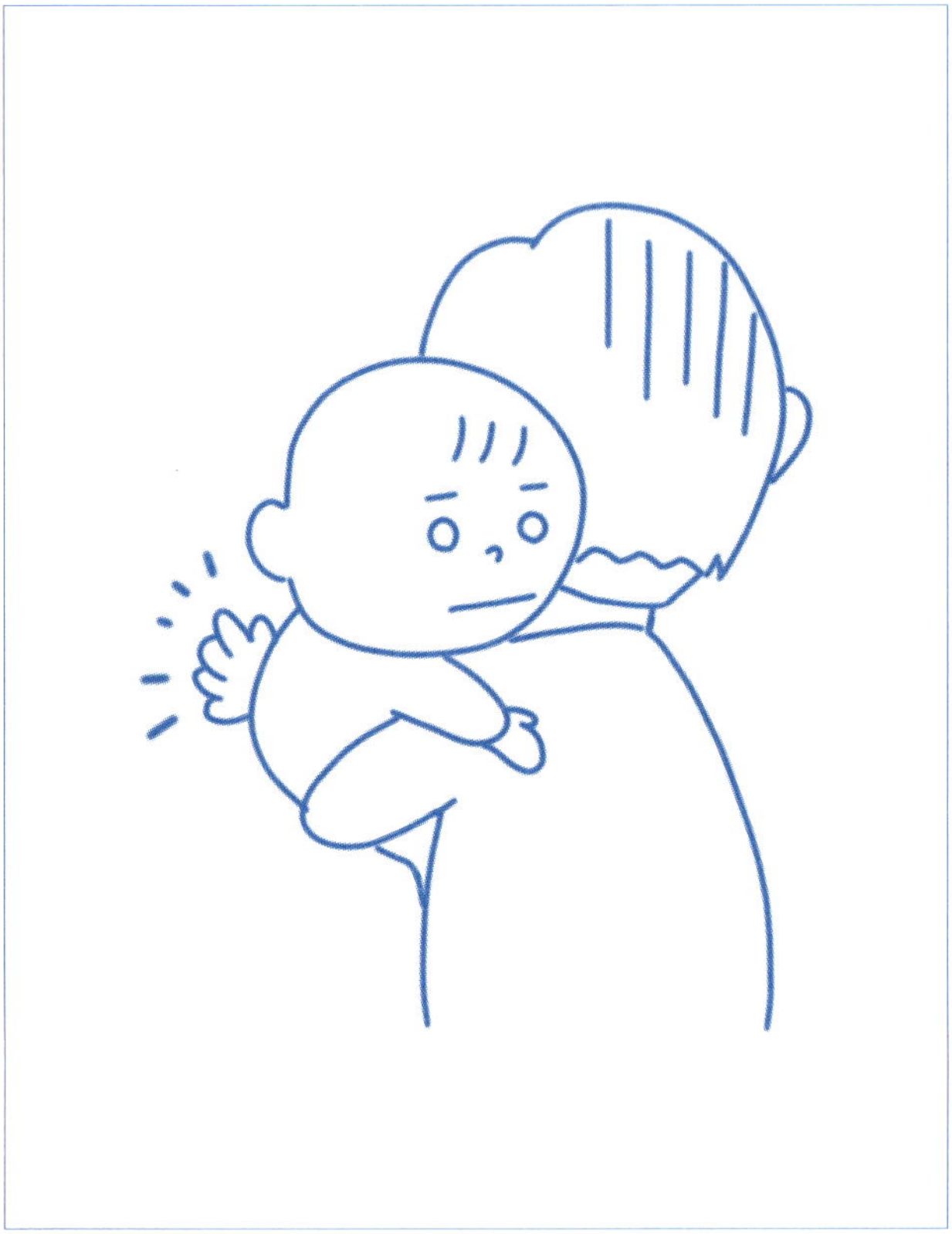

かたまり育児のヒント

哺乳で腕が疲れたら、
ゲップはバトンタッチ。
10分だけ頑張ろう。

10分トントンして出なかったらやめてOK

長く小児科で働いていると、どんな赤ちゃんでも百発白中でゲップを出せるようになります。私もその一人。絶対に赤ちゃんにゲップを出させる必殺技を持っています。

……。

嘘です。そんなわけありません。どんなに子どもと長く関わっていても、親としての経験が長くても、熟練した技術を持っていても、看護師でも、医者でも、保育士でも、**絶対にゲップを出せる人なんていません。**

というよりも、その技術は必要ないと私は思います。

なぜか「哺乳後は絶対にゲップをさせないといけない！」と信じ込んでいる方が多い。誰ですか？　そんな風に教えたの。私は怒っています（笑）

怒っているのには理由があります。私がこれまでに出会ってきたママさんには、「ゲップが上手にできなくて」と相談してくれた方がたくさんいらっしゃいます。どの方も本当に悩んでいた。その中には「次の授乳までずっとトントンしていたのに出なくて……」と、それはもうクックタクタな表情で話される方もいた。許せません。なぜそんな、誰が言ったかわからない言い伝えみたいなものにママたちが振り回され、疲弊せねばならぬのか。怒っています。

ゲップをさせるのは10分程度で十分です。**それで出なければ「上手に空気を飲まずに哺乳できたんだね」と評価してあげましょう。**

一定の体位ではなく、**縦抱きや横抱き、徐々に体を起こしながらトントンしてみる**などすると効率的にゲップをさせることができます。赤ちゃんの胃の構造は大人と違い縦向きなので、嘔吐しやすいのは事実です。なのでゲップがうまく出なかった後は、**横向きに寝かせるなどして、嘔吐に伴う窒息を防ぎましょう。**

何度も言いますが10分で十分です。

ゲップなんかで疲弊する必要はありません。もし、ゲップがうまくできず、哺乳のたびに多量に嘔吐し、体重が増えない場合は医療機関の受診をしましょう。

ここがポイント

・ゲップはいろんな体位で、10分程度で十分！
・絶対にゲップをさせないといけないなんて迷信です。

07 よく眠っていて授乳間隔が空いてしまう

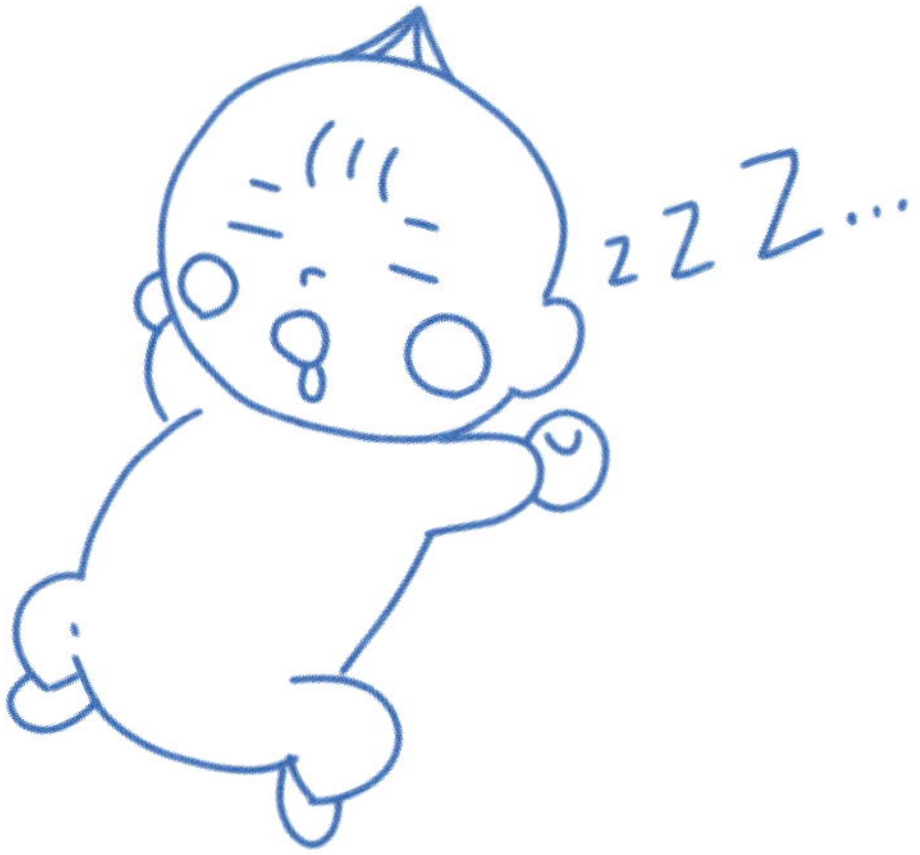

かたまり育児のヒント

眠っている時まで
心配しなくて大丈夫！
ママもパパも休憩しましょう。

「3時間おき」は目安にすぎない

いいです。眠らせておきましょう。

ただ、1日トータルの哺乳量は若干少なくなってしまうので、寝る前の哺乳は少し多めにするなどして調整しましょう。

寝ているということは、お腹が空いていない証拠です。お腹が空けば勝手に起きてきます。病院で指導された授乳回数はあくまで目安です。1回の哺乳量や1日の哺乳量も大切ですが、もっと大切なのは、きちんと体重が増えているかどうかです。

ここがポイント

- **体重が増えていることが大事。**
- **3時間毎の授乳はあくまで目安。**

08

眠れない

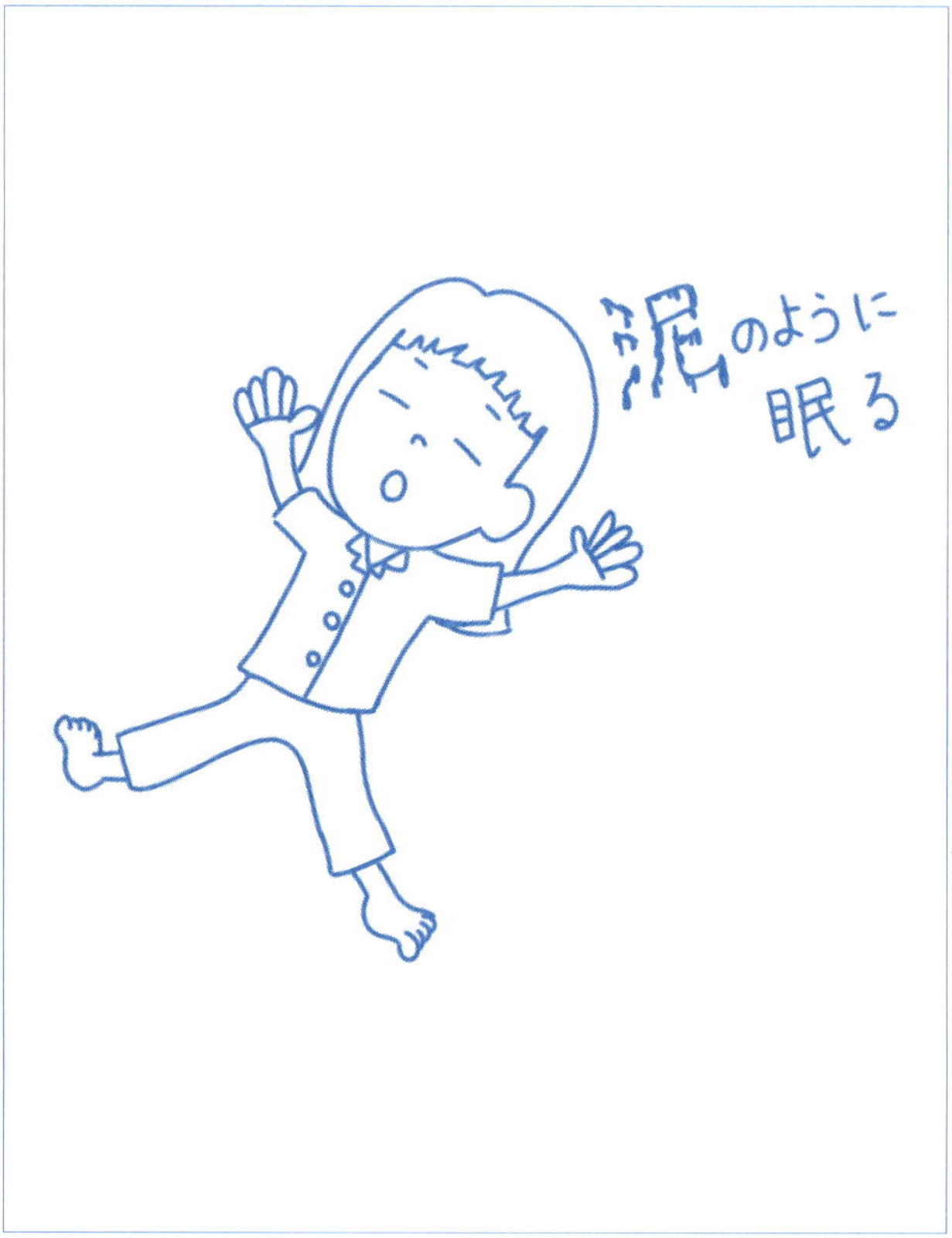

かたまり育児のヒント

パパの授乳で
ママにまとまった睡眠を。

三大欲求のひとつ、睡眠

以前、アンケートをとったことがあります。
「子育てで一番しんどかったことは何ですか？」
最も多かった回答が「眠れない」でした。

子どもが産まれて一番最初に訪れる悩みです。そして、もしかしたら一番しんどい悩みかもしれません。

特に新生児期は、授乳の間隔も短く本当に大変。本当に眠れない。徐々にそんな生活にも慣れていき、徐々に哺乳の間隔も空いていきますが、しばらくはまとまって寝るということができません。

子どもが産まれて幸せなはずなのに、睡眠を奪われるとそんな感覚さえも薄れていきます。
残念ながら、授乳をしないという選択肢はありません。どうしたって起きないといけません。根本的な解決は難しい。

こんな時こそ「かたまり」です。夜間1回でもいいです。パパさん、ママから授乳を取り上げてください。**「代わってあげる」というスタンスではダメです。「取り上げて」ください。**ママの顔をよく見てください。余裕のない顔をしていませんか？　助けを求めている顔をしていませんか？　**夜間1回でもいいです。たった1時間です。それでママは6時間のまとまった睡眠がとれます。**睡眠欲は人間の三大欲求です。これを奪われると正常な判断ができなくなります。精神状態も不安定になります。お仕事が大変なのも、私は誰よりもわかります。ただ、もっと大事なのは家族です。家族がいないと仕事もできません。

ママもパパにちゃんと助けを求めてください。わがままを言ってください。わがままを突き通してください。

繰り返しになりますが、授乳から逃げることはできません。これを一定期間耐えないといけない。むちゃくちゃしんどいです。ただ、かたまることで少しだけ、余裕ができます。

ここがポイント

- 「眠れない」は受け入れるしかない。
- パパはママから(夜中の)授乳を取り上げて!

09

離乳食を作るのがしんどい

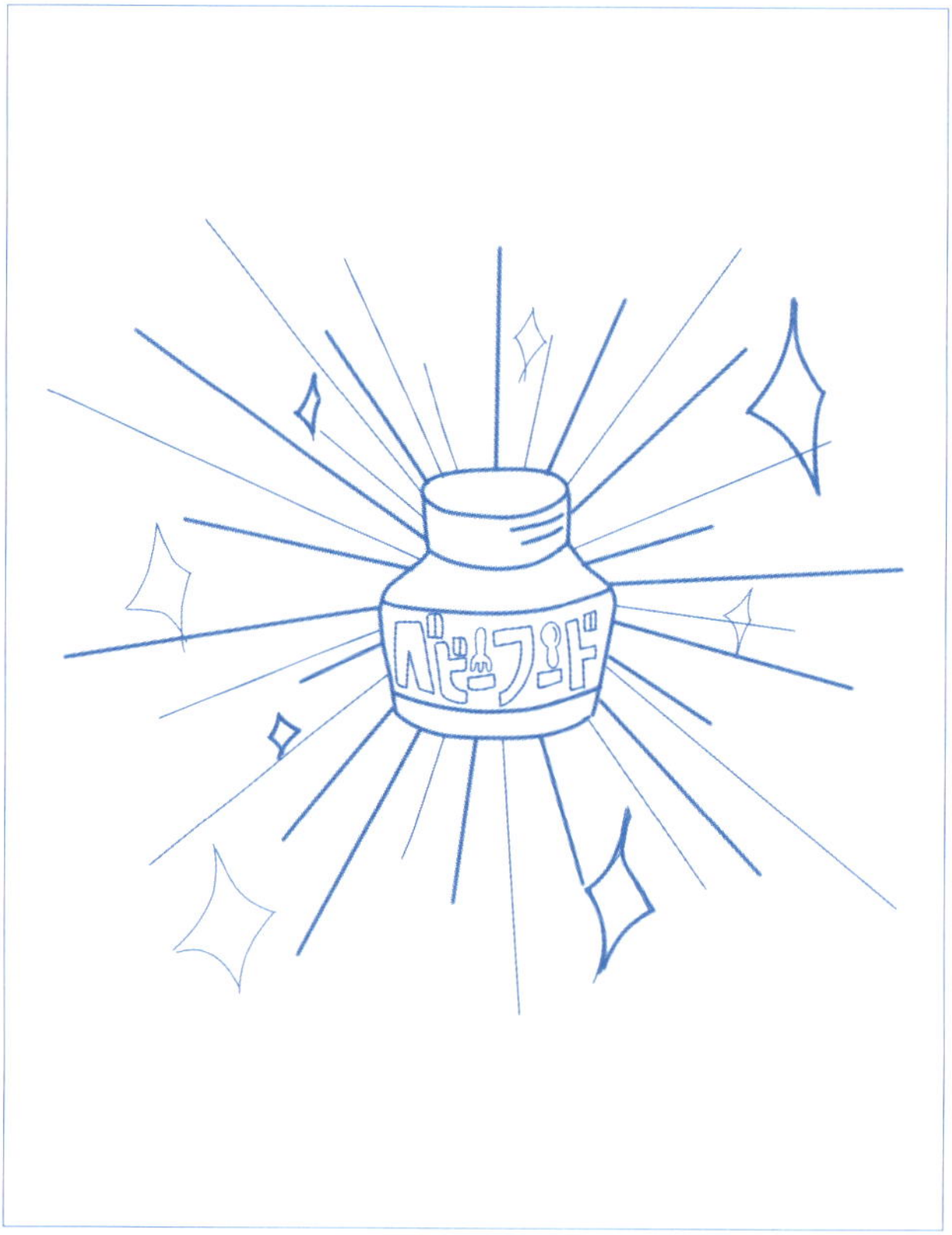

かたまり育児のヒント

ベビーフードは企業努力の賜物！
パパママが
笑顔で食べさせるのが一番。

離乳食は手作りが一番？

生後5〜6か月になると、いよいよ離乳食が始まります。

非常にわかりやすい子どもたちの成長ですね。初めて子育てをされる方はとても楽しみにしている方も多い。**楽しみながら食事を進められるのが一番いいです。**

一方で、「ついに始まってしまう」と思っている方も少なくない。我が家も第二子の時は「ついに始まってしまう」組でした。一人目の時に、楽しさの裏にある面倒臭さを体感してしまったから。ある調査によると、離乳食に関連した悩みのうち3割が「作るのが負担、大変」という回答だったそう。そうなのよ、面倒臭いのよ。

「やっぱり離乳食は手作りが一番なの？」

このご相談もよく受けます。もしかしたらお子さんは、ママやパパが台所に立って自分の食事を作っている姿を見て愛を感じているかもしれません。手間暇をかけた方が愛情が伝わるかもしれないし、それ自体が愛情の表れなのかもしれません。でもね、それで**ママやパパがしんどくなってしまうのはよくありません**。それもお子さんに伝わっているのではないでしょうか。

こんな実験結果があります

こんな実験をした人がいます。その人はある日、餃子を皮から作りました。それはもう手間暇かけて。

家族（ママ）からの評価は「美味しい！　お店みたい！　王○みたい！」でした。そしてまたある日、今度はお店（王○）で餃子を買って家族（ママ）に振舞いました。評価は「美味しい！　お店みたい！　○将みたい！」でした。手間をかけてもかけなくても評価は同じでした。（実験者の正体はご想像にお任せします）

もちろん、作ることが好きなのであれば、やればいいと思います。**でもそうでないのであれば既製品をうまく活用すればいいんです。**

厚生労働省の「授乳・離乳の支援ガイド」では、「保護者の負担が少しでも軽減するのであれば、それも一つの方法」と既製品のベビーフードの利点と留意点を示しています。

また、「離乳食を手作りする場合の見本となる」とし、選択肢の一つとして認めています。大手の企業が長年かけて徹底的に研究したベビーフードは、むしろ手作りよりも栄養バランスが良く、形状の種類も豊富です。今は離乳初期から使えるものもたくさん売っています。

既製品や企業とも「かたまり」となって離乳に立ち向かいましょう。

ここがポイント

- **ベビーフードを上手に活用しよう!**
- **手作りの方が愛がいっぱい。んなわけない。**

10

食事量が少ない／好き嫌いが多い

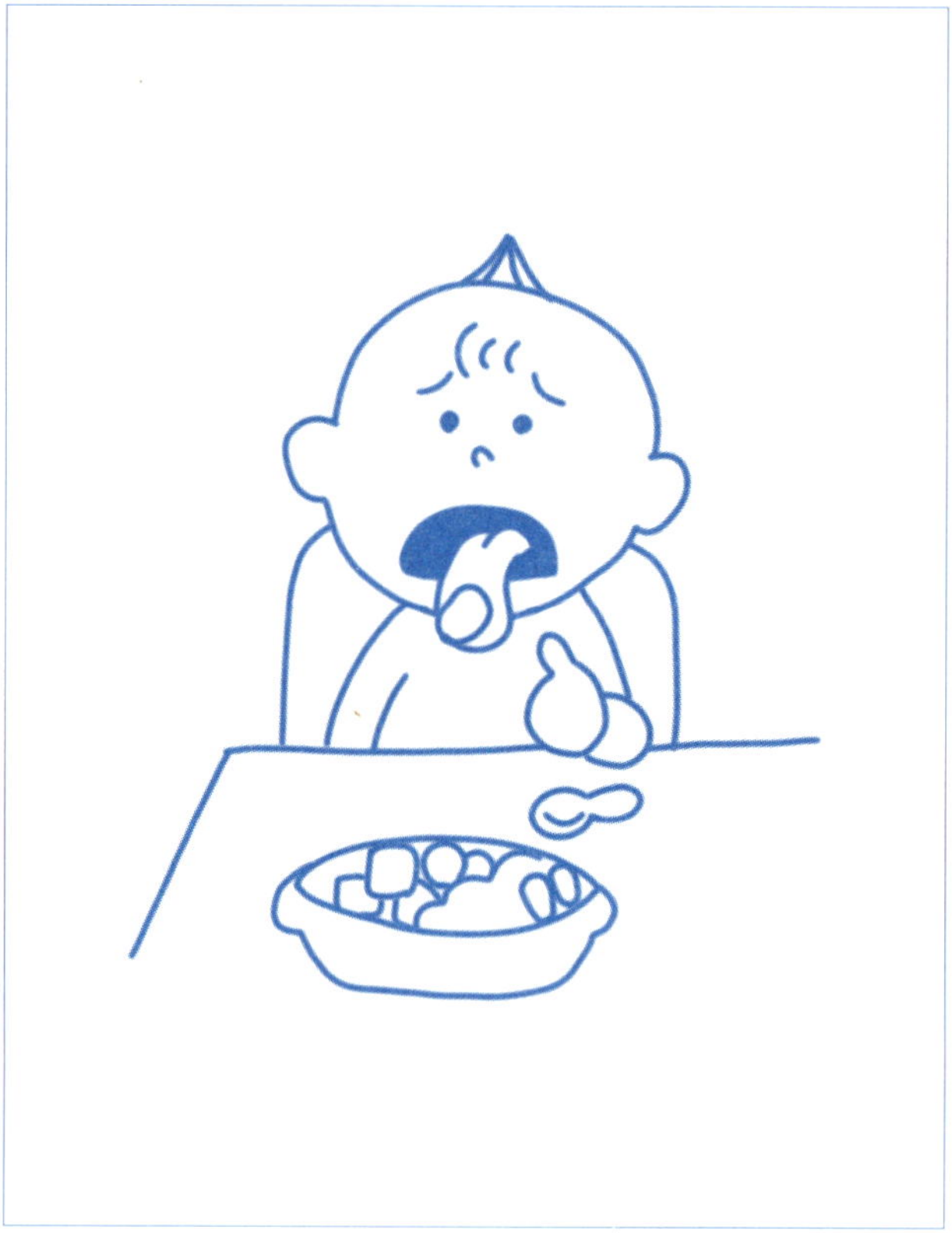

かたまり育児のヒント

嫌いな食べ物も食卓へ。
そしてパパママが
美味しそうに食べる！

離乳食が終わると好き嫌いが本格化する

あなたのお子さんはしっかりお食事が摂れていますか？　好き嫌いなくお食事ができていますか？

スクスク育ってほしいからしっかり食べてほしいし、栄養バランスの観点から、できれば好き嫌いなくなんでも食べてもらいたいですよね。

また、将来のことを考えると、あれこれ食べられないものが多い場合、食事に行く場所も制限されてしまうかもしれませんね。好き嫌いが多いせいで他人からネガティブな評価を受けてしまうのではないか、と気になりますよね。

食事量については、**成長曲線の範囲内で体重が増えていれば問題ありません**。それ以上食事量を無理に増やす必要はありません。

離乳食が終わり幼児期（1歳以降）になると、食べムラや好き嫌いが本格化します。初期は好き嫌いも移ろいやすく、一定期間特定のものしか好んで食べなくても、そのうち他の食品に興味が移るのでほっといても食べてくれるようになります。

2～4歳ぐらいになると、好き嫌いが本格化。「嫌い」の理由は様々です。**味が嫌い、食**

感が嫌い、見た目が嫌い、食べた後に気持ち悪くなった経験がある（トラウマ）、なんか食べたくない気分、などです。また、1、2歳の頃は特に「新奇性恐怖《しんきせいきょうふ》」といって、**馴染みのない食べ物に手をつけたがらない現象**も起こりやすい。

重要なのはちゃんと理由があって食べないことを理解しておくことです。食事は楽しむことが一番大切です。嫌いなものを無理やり食べさせる必要はないと私は考えます。もっと嫌いになってしまいますから。

まずは楽しい食卓をつくる、楽しく食事をすることを心がけましょう。ただ、嫌いだから一切提供しないというのも違います。まずは、**嫌いなものでも食卓にある状況をつくります。馴染みを持たせていくことが大切**です。

そして本人は食べなくても、大人が美味しそうに食べている姿を見せる。**「美味しいよ！」とか、「今日は食べられる？」とか言うのはナシ**です。だってその子にとっては美味しくないんですから。ただ大人が美味しそうに食べる。それだけで良い。

それでも食事量が気になる場合や、体重や身長が成長曲線から外れる、あまりに成長が緩慢な場合は医療機関を受診し、相談してみるのも良いでしょう。

ここがポイント

・成長曲線の範囲内で体重が増えていれば大丈夫！
・苦手なものを楽しく食べるのは難しいけど、楽しい食卓にあるものは食べたくなるよね。

11

言うことを聞かない

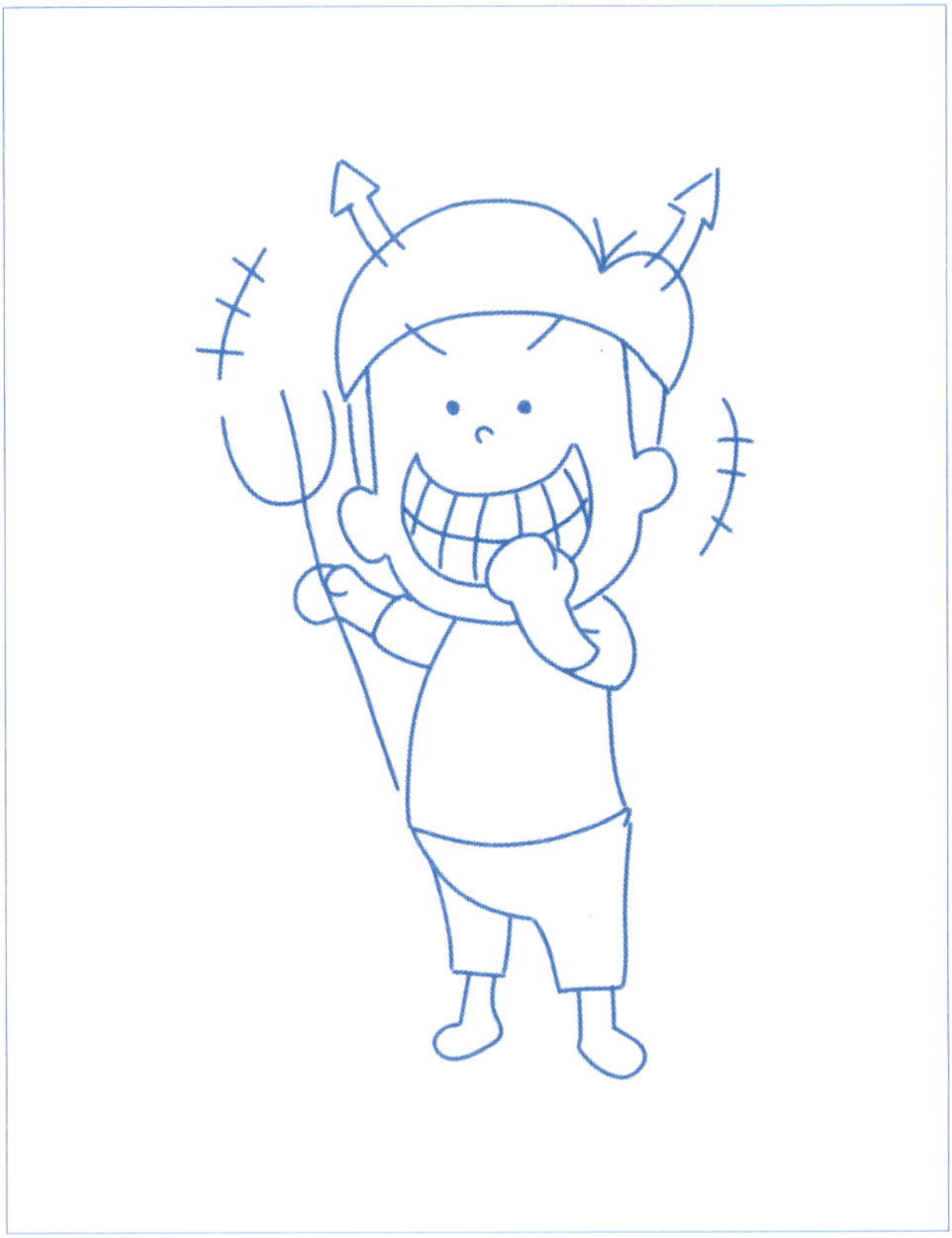

かたまり育児のヒント

子どもの悪事には、
パパママの余裕のある方が
「乗っかって」あげよう。

言うこと聞かなくて当たり前

じっとしていない。騒いでほしくない場所で騒ぎまくる。

様々な場所で「じっとしていなさい！」「言うこと聞いて！」などなど、パパママの悲鳴に近い怒号が聞こえてきます。かくいう我が子もなかなかじっとしていることが難しいです。エレベーターや電車が大好きな息子は、それが見えるとテンション爆上がりで走り出します。親目線からすると迷惑に感じる場面は多々あります。「もう！」という気持ち、すごくわかります。

少し子ども目線で見てみましょう。子どもはまだ色々な物事の経験が少ないですよね。その場面場面で、何が適切な言動か、親がどうしてほしいか自分で判断することは難しい。**適切な言動や、人がどうして欲しいか理解する練習をしている最中です。**

いくら口頭で「これはダメ！」「あれはしないで！」と言ったところで「なんで？」となっちゃうわけです。自分にとって不快なことは無視して快を優先してしまいます。

それだけではなく、**簡単に「ダメ！」だけを強い口調で伝えると「ママに怒られた」「パ**

パは僕のことが嫌い」という変換になってしまいます。これは親の狙いと違いますよね。よってこの関わりはよろしくない。

子どもには子どもなりの理由があってその行動に至っています。まずはそこを理解することが必要です。

子どもの熱中に乗っかってみる

また、パパやママ、あなたはどうですか？　子どもと一緒にいる時、子どもに１００％集中していますか？　ちょっとスマホが気になって見ていませんか？　今晩のおかずは何にしようか考えていませんか？　それは今、あなたにとって大切なことで、今しないといけないことなんだと思います。子どもも一緒です。電車を見ることや、エレベーターのボタンを押すことは、彼らにとって「今」大切なことなんです。

一旦子どもの行動に乗っかってみてください。そうすると理由が見えてくる。すると少しだけイラっとすることが減ります。さらに、**「そうか、今○○がしたいのか。楽しいよね。**

終わったら思いっきり○○しよう！」と伝えてみてください。子どもたちは、「してもいい」「ママは自分のしたいことを認めてくれた」「パパが理解してくれた」という解釈になります。タイミングが違ったということが明確になります。

即効性のある関わりではないかもしれません。ただこれを習慣化していくことで、Win-Winの関係を築くことができます。

ここがポイント

- **「わかるわー！　それめっちゃおもろいもんな！」という姿勢で子どもの懐に入り込む。**
- **言うことなんか聞きませんよ。だってもっと大事なことがあるんだもの。**

12

癇癪がひどい

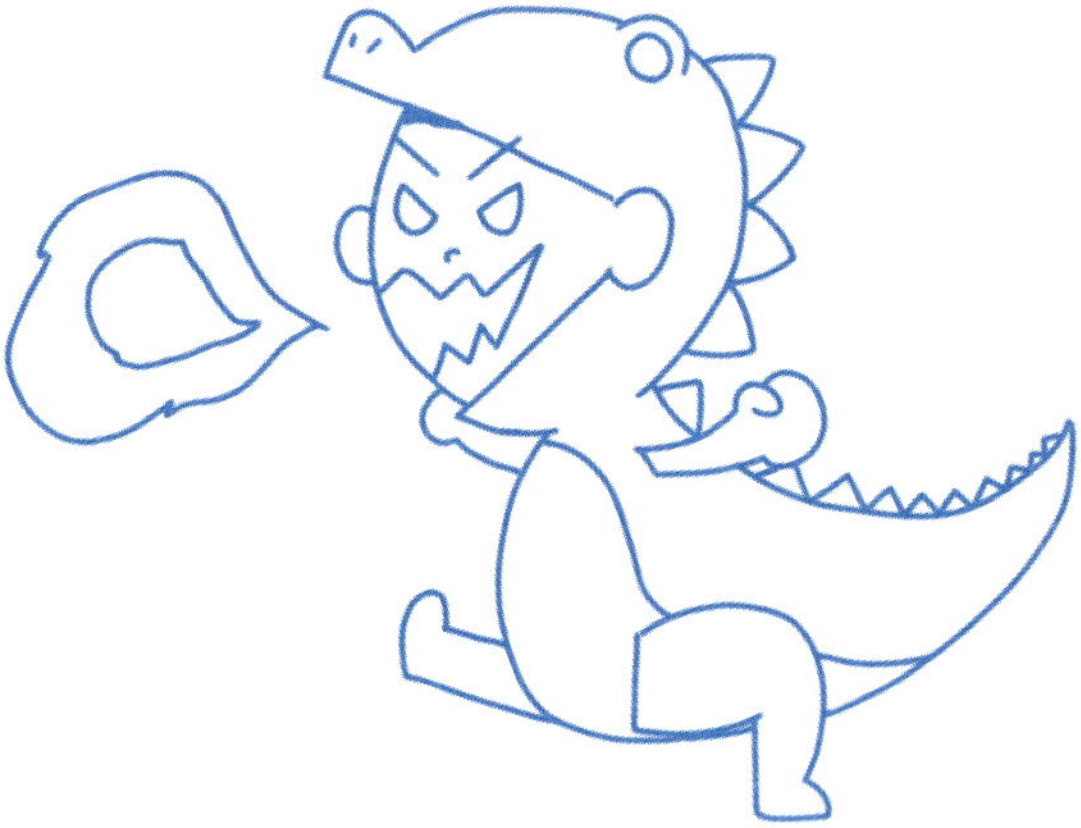

かたまり育児のヒント

「こうしたかった?」を代弁してあげよう。
選択肢は多い方がいいから、
パパママで対応を。

原因はうまく伝えられない「もどかしさ」

感情を抑えきれず激しく泣いたり怒ったり、時には暴れたり自分や他者を攻撃したり。何をしても収拾がつかない癇癪。こちらのメンタルもやられます。そんなパパとママ、たくさん見てきました。

先に言っておきます。癇癪は愛情不足のせいなんかではありません。**どんな子でも癇癪を起こす子は起こすし、起こす時は起こします。**

癇癪は完全になくなるわけではなく、簡単な解決方法もありません。ただ、その「癇癪」の背景に子どもたちのどういった考えや気持ちがあるのかを理解しているのといないのとでは、アプローチ方法に大きな差が出ます。

癇癪は「もどかしさ」からくることが多いです。してほしいことや伝えたいことがあるのに、言葉を話せなかったり、言葉を話せてもうまく表現できなかったり。このもどかしさを「癇癪」という形で表現します。

気持ちをいくつか想像して、選ばせる

癇癪に対して、玩具やおやつなどを使って気を紛らわせようとする人がいますが、それは彼らの意図に反します。**彼らが癇癪を起こす理由はなんでしたか？　そう、「伝えたい」んです。だから聞いてあげないとダメなんです。**ただ、彼ら自身は言葉をうまく扱えませんから、大人たちが言葉で伝え、選択させるんです。

「これが嫌だった？」「これがしたかった？」と彼らが伝えたかったことに焦点を当てていく。私も実際この方法を自分の子どもに使っていますが、最初はなかなか苦労をします。焦点が当てきれない。逆にキレられます（笑）でも、たくさん選択肢を差し出すうちに明らかに表情や行動が変わる瞬間があるんです。その瞬間を見逃さないでください。**「そうか、これが嫌だったのか」「これがしたかったんだね」「わかってもらえなくていやー！ってなったんだね」**。彼らの気持ちを代弁してあげましょう。

差し出す選択肢は多い方がいいのでパパとママ二人で対応するのが良いでしょう。

それでも癇癪の頻度が多かったり、あまりにどうにもならない場合はお薬を使うという選択肢もあります。医療機関に相談するのもアリです。

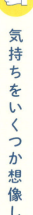

ここが
ポイント

・癇癪の原因は「もどかしさ」。子どもの気持ちを言語化してあげよう。
・癇癪返しは一番収拾つかんからやめとこ。

13

発達の遅れや障害があるかも？

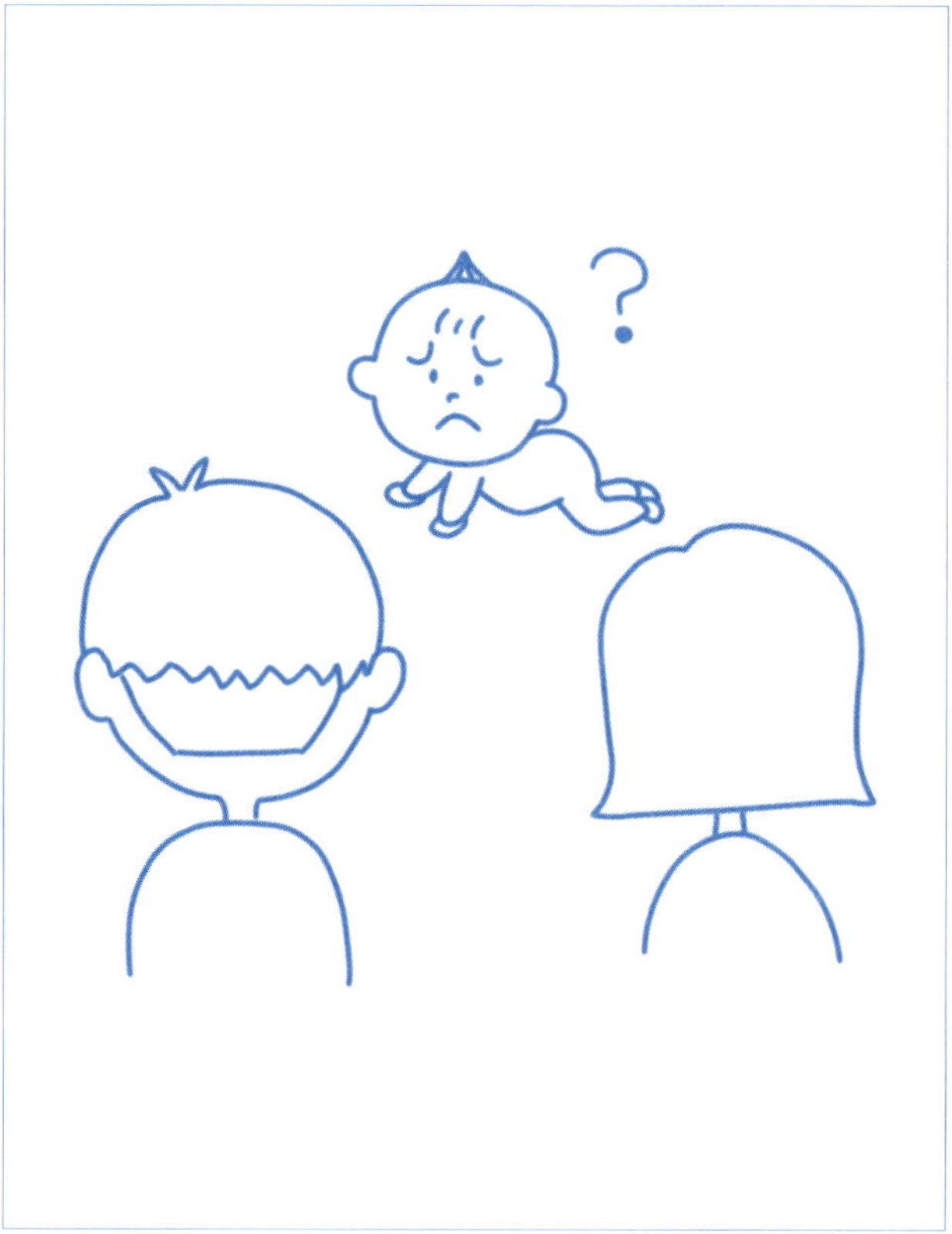

かたまり育児のヒント

想定外の時こそ、
二人で「育児の初期設定」を
思い出そう！

「普通じゃない」が気になる世の中

「みんなと同じように普通に育ってほしい」

多くのパパやママがお子さんに対してそう思っているようです。

情報収集がしやすい世の中になり、「ASD（自閉スペクトラム症）」「ADHD（注意欠如・多動性障害）」「SLD（限局性学習症）」「知的障害」という言葉が身近になりました。ゆえに自分の子がどうなのか気になる人が増えてきた。自分の子どもが発達の遅れを指摘されたり、育てづらさがあると非常に不安になるし、将来のことを考えると涙が溢れてくる。こんなパパママはたくさんいます。

発達障害の定義や範囲、診断の基準などを語り出すと、それだけで1冊の本が出来上がりそうなのでここでは割愛します。覚えておいていただきたいのは、誰しもがその要素は持っているということです。**それが生活を送る上で非常に困るレベルなのか、そんなに困らないレベルなのかで診断や治療、支援をしていく。**

かくいう私にもADHD要素はあります。あっちこっちに注意がいったり、落ち着きなく動いていることがよくあります。でも困っていない。人に迷惑もかけていない（たぶん）。

だから特別な支援はいらない。よくいう「グレーゾーン」ってやつかもしれません。

そんなの全員グレーゾーンです。これが黒寄りなのか、白寄りなのかで支援や治療、診断を考えていく。世間は簡単に「発達障害」とか、「グレーゾーン」とか言いますが、非常に難しいんです実は。

いずれにしても、見ないといけないのは、その子が何にどの程度困っているのか、生きづらい状態になっていないかどうかです。

「みんなと一緒じゃない」「発達障害かもと言われた」ここで止まってよくわからない絶望感に頭を抱えてしまっているパパママはたくさんいます。

悲しい理由はなぜ？

そんなパパママに一つ問いたい。

「あなたは何を見ていますか？　誰を見て悲しくなっていますか？」

発達の遅れや障害があっても逞しく、健やかに、充実感を持って生きていくことはできます。実際私の息子や私たち家族がそうですから。私たちが根拠です。

我が家の長男は産まれてすぐに心臓の病気が発覚し、生後3か月で手術をしました。手術を無事に乗り越えほっとしていたのも束の間、今度は発達が遅いことが判明しました。歩き出すのも遅かったし、言葉が出たのも4歳になってからでした。そこに若干の戸惑いはありましたが、悲観的にはならなかった。現状も悲観的になっていません。というのも、我々夫婦には一つ子育ての初期設定があったから。

「この子の可能性をしっかりと見よう。彼が困った時は夫婦で助けよう。主人公は彼」

見るべきは人の子じゃないですよ！　自分の子！　みんなと違ったっていいじゃないですか！　もしかしたら、他の子にはできないことができるかもしれないじゃないですか！　**あなたのお子さんも可能性しかないですよ！**　「発達が遅くてかわいそう」「他の子と一緒じゃなくてかわいそう」なんて思っちゃダメです！　かわいそうと親から思われることの方がかわいそうです！　「僕はかわいそうな子なんだ」そう思わせていいんですか!?

すみません。少々声が大きくなりました。それほど大切な考えだと私は思っています。

可能性は無限

もし、あなたのお子さんが発達に遅れがなくて勉強が苦手だったら、かけっこが苦手だったら、リコーダーがうまく吹けなかったら、あなたはどうしますか?

助けるでしょ? リンゴを持ってきて足し算の仕方を教え、ストップウォッチを持って一緒にグラウンドに行き、手をとって指の動かし方を伝えるでしょ? それと全く一緒です。

言葉が遅いのであれば、言葉以外の方法でコミュニケーションをとれるように考えればいいだけ。言葉が出るように支援するだけ。みんなと遊ぶのが苦手であれば親も一緒に輪に入ればいいだけ。遊べる方法を探すだけ。子どもが困れば助ける、それだけです。

そういう風に意識を持って関わると、必ず変化が出てきます。というよりも、変化に気づくことができるようになってきます。**些細な変化かもしれませんが、それを見逃さない。絶対に確実に一歩ずつ進んでいます。**

命があればなんだってできます。あなたのお子さんには可能性がいっぱいですよ。それを信じてやってください。また、自分（親）の可能性を信じてください。あなたにも可能性がいっぱいです。

また、**診断というものは決してその子の価値を下げたり、親にプレッシャーを与えるためのものではありません。**生活していて困難や生きづらさを感じる場合には、社会的なサポートが必要なことがある。**そのサポートを受けるために診断があるんです。**

そしてそれをサポートしてくれる人はたくさんいます。発達が遅くても障害があっても不幸せなんてことは1ミリもないと私は思います。むしろ、いろんな人からサポートや愛を受けて成長していけるんです。親もその繋がりに入れてもらえるんです。むしろ「普通の子」より愛が溢れた環境で生きていけるんです。

とても幸せな子で、幸せな家族だと思います。

ここがポイント

- **発達が遅くても、他の子と違っても、かわいそうじゃない！**
- **たくさんの人に愛をもらって生きていけるって幸せなことじゃない？**

14
赤ちゃんと二人きりになるのが不安

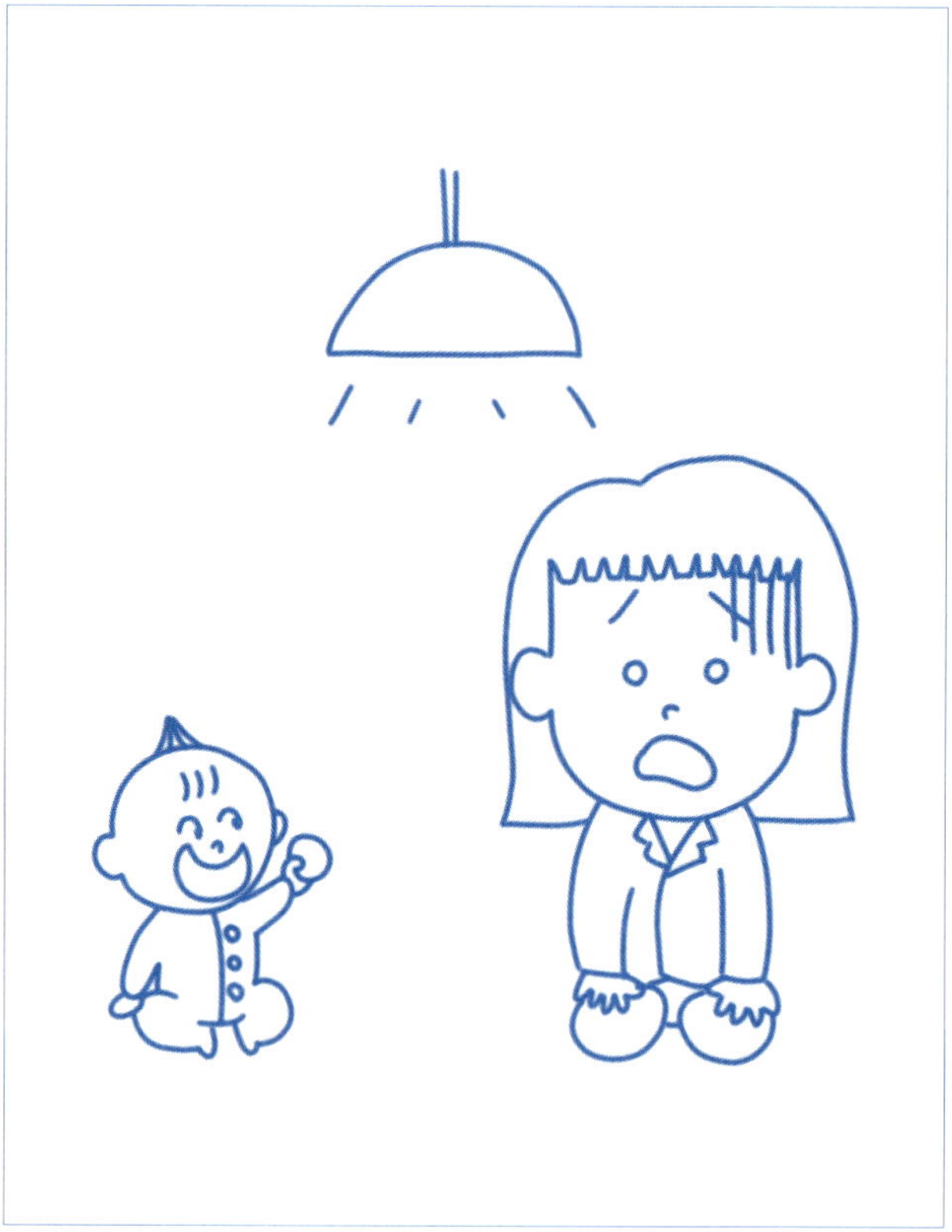

かたまり育児のヒント

地域の人たちは
かたまり育児の強い味方！

気ままな赤ちゃん

赤ちゃんは毎日気ままに生きています。

泣きたい時に泣き、眠たい時に眠り、おむつを替えた直後であってもうんちをします。親の計画や合理性などはことごとくぶっ壊していきます。大人は計画を壊されたり、効率的でない動きにストレスを感じやすい生き物です。なので、赤ちゃんの計画性のなさに愕然とします。しかし、こればかりは受け入れないと仕方がない。

しばらくの間は「計画なんか立てないでおこう」というスタンスの方が楽に生活できます。

赤ちゃんの「泣く」に恐怖を感じて二人きりになるのが怖いとおっしゃる方も多い。こういう場合は「泣き止む」に注目すると良いです。

「泣き止む」は赤ちゃんからのママを賞賛するメッセージです。ニコッと笑ってくれることも、ハグしてくれることも、褒めてくれることもありませんが、「泣き止む」を通して「ママの抱っこが一番落ち着くよ」「さすがパパ！　おむつの替え方一番うまい！」「よっ！　さすがパパ！　よくわかってるね！」「ママ、愛してるよ」というメッセージを伝えてくれています。

家族以外に子育てを共有できる仲間をつくろう

核家族化が進み、近くに実家の両親や親戚がいないご家庭も増えてきました。知り合いがいないから、赤ちゃんと二人でいざるを得ない。そんなケースもよくあります。**家族以外の人と繋がっておくのはとても重要**です。他のママやパパがどんな子育てをしているのか、何が大変で何に喜びを感じるのか、情報を共有しておくと自身の生活や子育てに非常に役に立ちます。

また、話を聞いてもらうだけでも心が軽くなります。子育て支援センター（子ども家庭支援センター）など、子育てをサポートする取り組みは各地域で盛んに行われています。どんどん利用してみましょう。

産後のママのおよそ30〜50％がマタニティーブルーズという状態に陥ります。

- 不意に涙が止まらない
- イライラする

- 落ち込む
- 眠れない
- 集中力がなくなる

このような症状が表れます。大抵は一過性のものであり、産後2週間以内に軽快します。注意したいのは、この状態が長引く場合、産後うつに移行するケースがあります。症状の強い場合や長引く場合は医療機関に相談をしましょう。

ここがポイント

- **「泣き止む」は賞賛のメッセージ。**
- **産後うつに注意！**

15

子どもと遊ぶのが苦手／褒め方がわからない

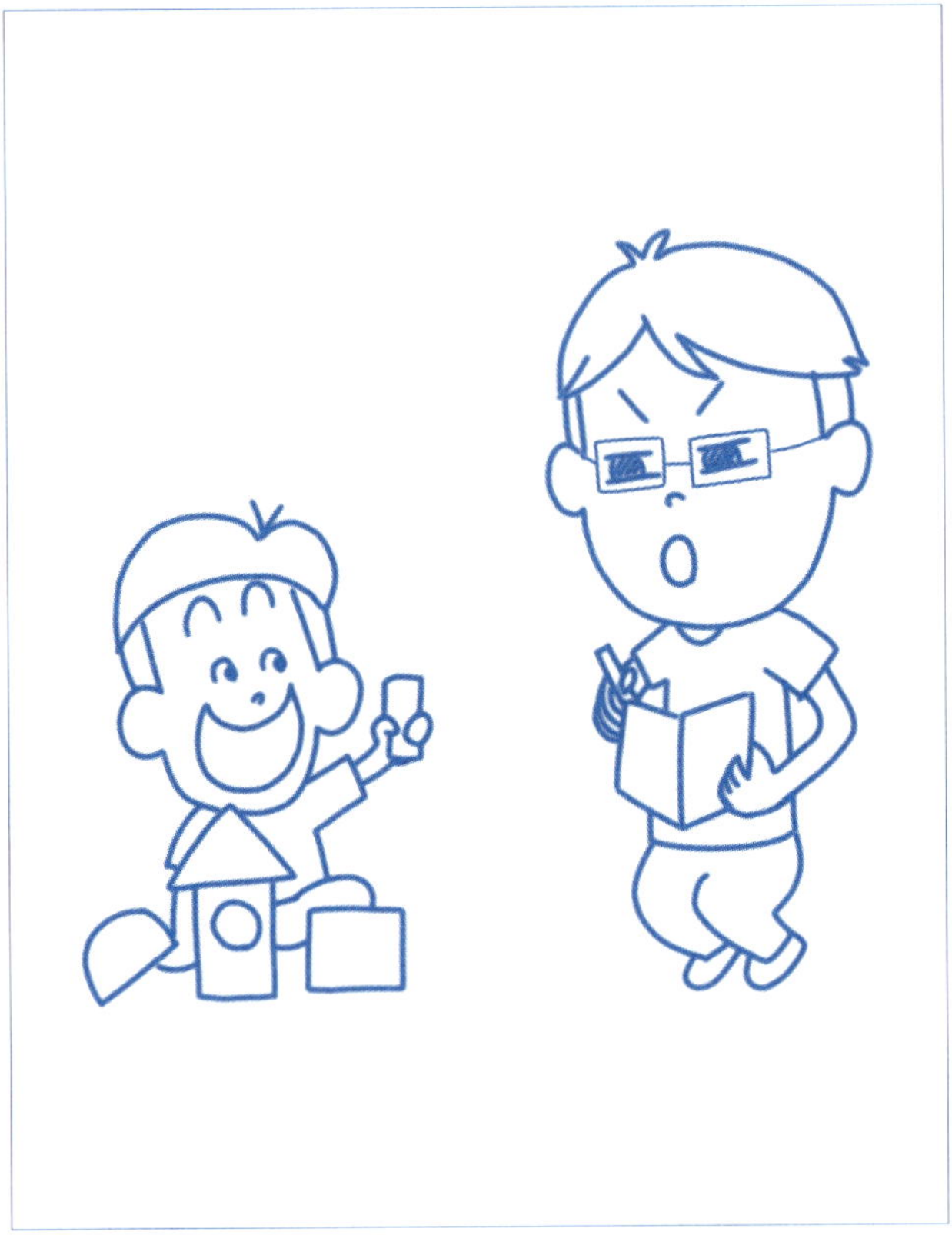

かたまり育児のヒント

「遊ぶ」も「褒める」も意外と大変。
パパママのバリエーションで
飽きさせない！

遊んであげるのではなく、「遊んでいただく」

自分の子どもができるまで、子どもと遊んだ経験がない方はザラにいます。そんな方が子どもと一緒に遊んだり、褒めたりすることは結構ハードルが高い。

コツをお伝えします。

まずは「遊んであげる」という感覚を完全に捨てましょう。その感覚を持っていると、遊びが大人主体になってしまう。おもちゃも大人が扱ってしまうし、会話も大人主導になってしまう。子どもに充実感はなく楽しくありません。

「遊んでもらう」「お相手していただく」という感覚で接します。あくまでマウントは彼らにとらせます。わかっていても、「このおもちゃ、どうやって遊ぶの?」と聞いてみます。あえて間違えた方法でやってみます。**「ゾウの絵描いてみて」ではなく「ゾウの描き方教えて」**です。

遊びだけでなく、子どもとの会話がうまい人とそうでない人の違いもここにあります。子どもにうまくしゃべらせることができる人は会話がうまい。**とりあえず全部に質問してみてください。**「お名前は?」「これは何?」「どうやって使うの?」「何色?」「何組さん?」「何して遊ぶ?」などなど。実はこれ楽です。質問をすることで子どもたちは質問に答えようと考えなければならず、想像力や会話力が育まれます。お互いにとってメリットです。

お子さんが喜ぶ「褒め方」を見つけよう

褒め方については、各家庭によってかなりテンションの差があります。ちなみに我が家は「全力タイプ」です。子どもに変化やできるようになったことが増えた時には全力で喜びます。「ヒャッホーーーーーーッ!! すごいすごいすごいすごいすごい!!!」です。毎日がパーティーです。

が、全てのご家庭がこうでなければならないとは全く思っていません。正直我が家と同じように全てのご家庭が全力で褒めるようになると、世の中の秩序が乱れてしまう可能性があります(笑)

大切なのは、子どもが「褒められた」と認識できるかどうかです。

見逃さないでほしいのは褒められた時の子どもの様子です。**充実感のある表情が少しでも見られたら、どんな方法でも構わない。**我が家は全力で褒めた時の息子が嬉しそうで嬉しそうで。「よし、これだ」と思いましたね。全員が全力でなくていいとは言いましたが、色々と試してみないと比較ができない。皆さんもぜひ一度、全力パターンも試してみてください。やり方がわからない方はレクチャーしますのでご連絡くださいませ。

ここがポイント

- **「遊んでもらう」「お相手していただく」「教えてもらう」という感覚で接してみよう！**
- **褒められた時の子どもの表情に注目して。**

ママの神秘とパパの可能性

お互いの考えや意見を尊重するためには、お互いの特徴やすごさを理解し尊敬する必要があります。長く夫婦として一緒にいると、徐々に感覚が鈍ってきて、相手のすごさに気づきづらくなっている可能性があります。そこでここでは、ママやパパの生物としての素晴らしさについてお話しします。

ママは言うまでもなく、十月十日子どもを自分の体の中に宿します。子どもは最終的にはおおよそ3キロほどになり、胎盤や羊水、子宮、脂肪など諸々合わせた重さは8〜10キロ。ママはこのおもりを抱えて生活するわけです。お腹が大きくなると寝返りもろくに打てず、熟睡などできるはずがありません。またホルモンバランスの変化により、長い人では妊娠後期まで悪阻《つわり》が治らず、急な吐き気におそわれます。

自分の子どもとはいえ、パパ（他人）の血が入っている子どもはママからすると「異物」です。異物が身体に入ると拒絶反応が起こります。その拒絶反応を「母である」という理由のみで十月十日も耐え抜き、許容し、パパとの子どもを産むわけです。ママという生き物はそれほど壮絶で神秘的な生き物なのです。
出産時に「頑張って産んでくれてありがとう！」とおっしゃる方は多いですが、苦しんだ十月十日にも感謝と賞賛と尊敬を示すべきです。そしてその十月十日のお返しをしないといけないと思います。

一方、パパはどうでしょうか？　体の中に子どもを宿すことはもちろんできません。どんなに頑張っても子どもを宿す苦しさや幸福感を体感することはできません。自分が父であること、子どもに影響力があると実感することはすごく難しい。私も実感の持てない父の一人でした。
やはりパパにはお腹の中の赤ちゃんや産まれてからの子どもに影響力はないのでしょうか。ママのように神秘的な側面はないのでしょうか？

こんな研究結果があります。

- 父親の子どもへの関わりが強いほど、子どもの情緒が安定し、認知能力が高まる（メリーランド大学の研究）
- 父親と活発な遊びをした子どもほど不慣れな環境でも果敢に挑戦する傾向がある（モントリオール大学の研究）
- 父親と多くの時間を過ごした子どもは11歳時点でのＩＱが高く、42歳時点での社会的地位が高い傾向にある（イギリスの研究）
- 父親と良好な関係の子どもは犯罪行為や問題行動が少なく、学力が高い。良い友人関係が築ける傾向にある（アメリカ・イギリス、スウェーデン、イスラエルで行われた研究）

どうですか？　ちょっと勇気がわいてきませんか？　これらは母親と同様に、「父親である」という理由のみで成し得る父の特殊能力です。

「パパはママには勝てない」そんなことありません。そもそも争うものではないですが、父親じゃないとダメなんです。父の存在意義は明確にあります。

父親はお腹に赤ちゃんを宿すことはできませんが、母親と同じようにお腹の中の赤ちゃんと双方向の愛着形成をすることは可能です。双方向の愛着形成とは、私たちが赤ちゃんを愛するだけでなく、赤ちゃんも私たちを愛してくれるという意味です。我々父親が、お腹の中の赤ちゃんの心音を聞いたり、エコーで顔や体を見たり、産まれてから、それからもっと先の子どもの未来や自分がどんな親になりたいかを想像したりすることで、強烈な双方向の愛着を形成することができるそうです。

パパとママがお互いに相手のすごさや可能性を知り、認め合う育児ができるといいですね。

子どもの病気　編

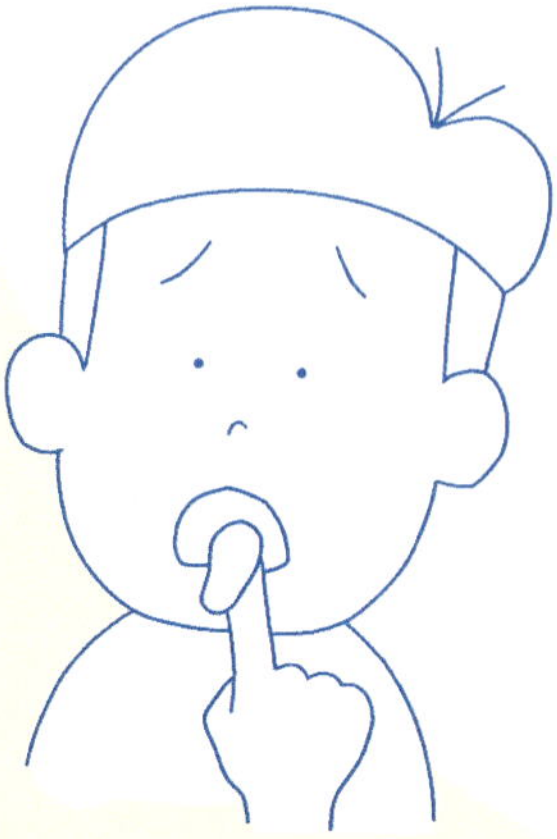

ここからは、お熱をはじめとしたお子さんの病気について書いていきます。

まず、大切にしていただきたいことをお伝えします。

それは、最終的に頼るべきところはこの本でも、ママ友の意見でも、インターネットの情報でもないということです。

一番信じるべきはあなたの肌感です。
「なんか変」「ちょっとやばい気がする」
みたいな親としての第六感を信じてください。

実際、何年も子どもの病気と向き合う現場で働いていますが、パパやママの「なんか変」に救われたケースは非常に多い。

教えてください、その「なんか変」を。

16

発熱

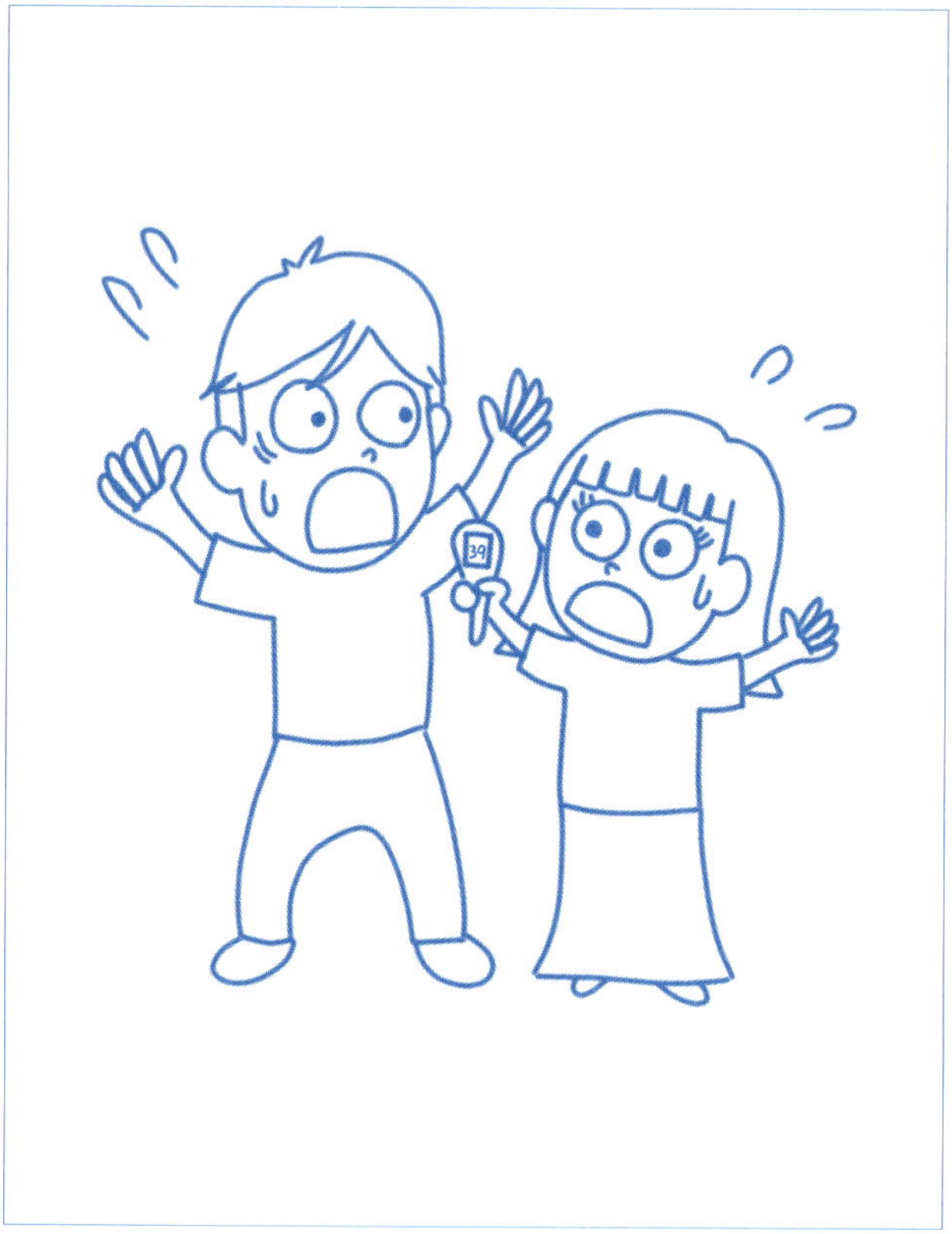

かたまり育児のヒント

熱が出たら慌てちゃうけど、
パパママのどちらかは
この解説を思い出して冷静に。

3か月未満の赤ちゃんの発熱は要注意

外出頻度が増えたり、保育園・幼稚園に通うきょうだいがいたり、本人が保育園・幼稚園に通い出したりすると必然的にお熱を出す頻度が爆上がりします。

生後3か月未満の赤ちゃんは、ママからもらった免疫にコーティングされているので、基本的にお熱を出すことはありません。逆にいうと、**生後3か月未満の赤ちゃんが発熱をした場合は、重篤な感染症ではないかと考えます。**多くの場合、採血など精密な検査を行います。

実際に重篤な感染症である確率は5～15%ほどですが、**月齢が小さければ小さいほど免疫細胞が未熟で重症化しやすい特徴があります。**重篤な疾患として、敗血症《はいけつしょう》や細菌性髄膜炎《さいきんせいずいまくえん》などが挙げられ、命の危険や重い後遺症が残るケースもあります。軽症のケースも多いですが、こういった重篤な疾患の可能性も低くない。速やかに受診しましょう。

ただ、赤ちゃんは環境に体温が左右されやすい特徴もあります。

「熱だ！　急いで受診だ！」

と受診したものの、病院に着くと平熱に戻っていることもよくあります。

こういった熱は「うつ熱」と言い、いわゆるこもり熱です。

「熱かも!?」と思ったらまず、少し薄着にさせてみたり、室温を調整してみましょう。その上で30分後も体温が高い（38℃以上）場合は急いで受診です。

また、熱が下がっても哺乳力が弱くなったり、機嫌が悪い、活気がない場合はすぐに受診しましょう。この際は入院を心の片隅において受診をした方がいい。

3か月以降の赤ちゃんの発熱は様子をよく観察

3か月以降のお子さんは基本的に熱が出たからといって、直ちに受診することは不要です。お熱の高さも指標としては重要ですが、一番見ないといけないのは「パッと見」です。

ぐったりしていたり、一生懸命呼吸をしていたり、顔色が悪かったり。

まずはここをよく見ましょう。

また、水分が摂れないのもよくない。哺乳が普段の半分以下になってしまったり、水分を全く摂ってくれないような場合にも注意が必要です。このような場合にはかかりつけ医を受診しましょう。

よく、「お熱が40℃もあって心配です」と熱だけ見て心配される方がいらっしゃいますが、子どもが40℃のお熱を出すことはざらにあります。ご安心ください。

お熱が出てすぐの（お熱だけしか症状がない）状態だと、受診したとて原因がわからないことも少なくありません。**水分が摂れていて、睡眠もとれて、ぐったりしていなければ一晩様子を見ても大丈夫**です。

- 3か月未満の発熱
- 哺乳力が弱くなる、水分が摂れない
- ずっと機嫌が悪い
- ぐったりしている、活気がない
- 眠れない
- 呼吸が速い
- おしっこが半日以上出ない

このような場合には速やかに医療機関を受診しましょう。

そうはいっても、やっぱり高熱だと心配！という気持ちも非常によくわかります。受診すればいい。もらえるお薬は限定されるかもしれませんが、安心をもらうことはできます。

ご家族の安心を得るという理由で受診していただいても一向に構いません。

次に受診後のお話をします。お医者さんに診てもらえば病気は治る！と思っている方も少なくないです。んなわけない。無数にある病気の中から、これ！と一発で原因が特定される場合の方が少ない。

日々変化する症状を診ながら、お薬への反応を見ながら、確定診断をつけていきます。

医師がよく言う言葉の解説

「たぶん風邪ですねー」「抗生剤は不要だと思います」「熱が続いたら受診しましょうか」などなど、捉え方によっては曖昧に聞こえる説明をされたことはありませんか？

なんかふんわり納得できないまま、不安だけを抱えてお家に帰られる方も多くいらっしゃいます。これらの説明を私が通訳します。

「たぶん風邪ですねー」

「今は風邪としか判断できません。軽いものだと数日で良くなります。ただ、熱が続いたり、咳やお鼻がひどくなる可能性もあります。その場合は再度受診が必要ですし、別のお薬を使う必要も出てくるかもしれません。慎重にみていきましょう。**少なくとも、今は大丈夫ですよ。ご安心ください**」

「抗生剤は不要だと思います」

「抗生剤を使用するには特定の条件があります。使用しても効果のない場合もあります。また使用にはメリットもデメリットもあります。子どもは大人に比べ腎臓や肝臓など内臓の機能が未熟です。そのため、薬を分解したり排泄する機能が大人よりも弱い。また、薬に対する感受性が高く血液や脳へ薬が移動しやすい特徴があります。また、抗生剤は正しく使用しないと、耐性菌（抗生剤が効かない菌）が作られてしまうことがあります。むやみに薬を使用すると、子どもにとって不利益な状況になりかねません。**今はまだ使用するメリットの方が小さいので使用しません**（もしくは使っても効果がないので使いません）。経過をみて、必要な条件が揃ったら使いましょう。成長発達がまだ未熟なお子様に一番負担が少ない形で治療をしていきましょう」

「熱が続いたら受診しましょうか」

「お熱が3、4日以上続く場合はお子様の体力も消耗してきます。また、現状の治療では不十分な可能性が考えられます。このあたりになると、**（採血など）別の検査を考慮し、治療の方向性を再考していく必要があるのでご受診ください。**少し長い闘いになりますが、頑張りましょうね」

　これが、医師が言いたいことの真意になります。少しでも理解ができない、不安が残る、そんな場合は理解できるまで質問をしましょう！

「先生のお時間を頂戴してしまって申し訳ない！」

　なんて思う必要はありません。**説明と同意は我々医療従事者にとっては当然の義務**です。先生に聞きづらい場合は私たち看護師に聞いてください！

予防接種後の発熱

予防接種後の発熱についてもご相談が多いです。予防接種による発熱であれば、基本的に接種の翌日中に熱が下がることがほとんどです。**接種の翌々日まで熱が続くようであれば予防接種のせいではない可能性があります。**その場合は受診をしましょう。

ここがポイント

- 生後3か月未満の発熱はすぐに受診。
- 体温計の値よりまずはパッと見の様子！
- 3、4日熱が続く場合は必ず受診を。

17

咳・鼻水

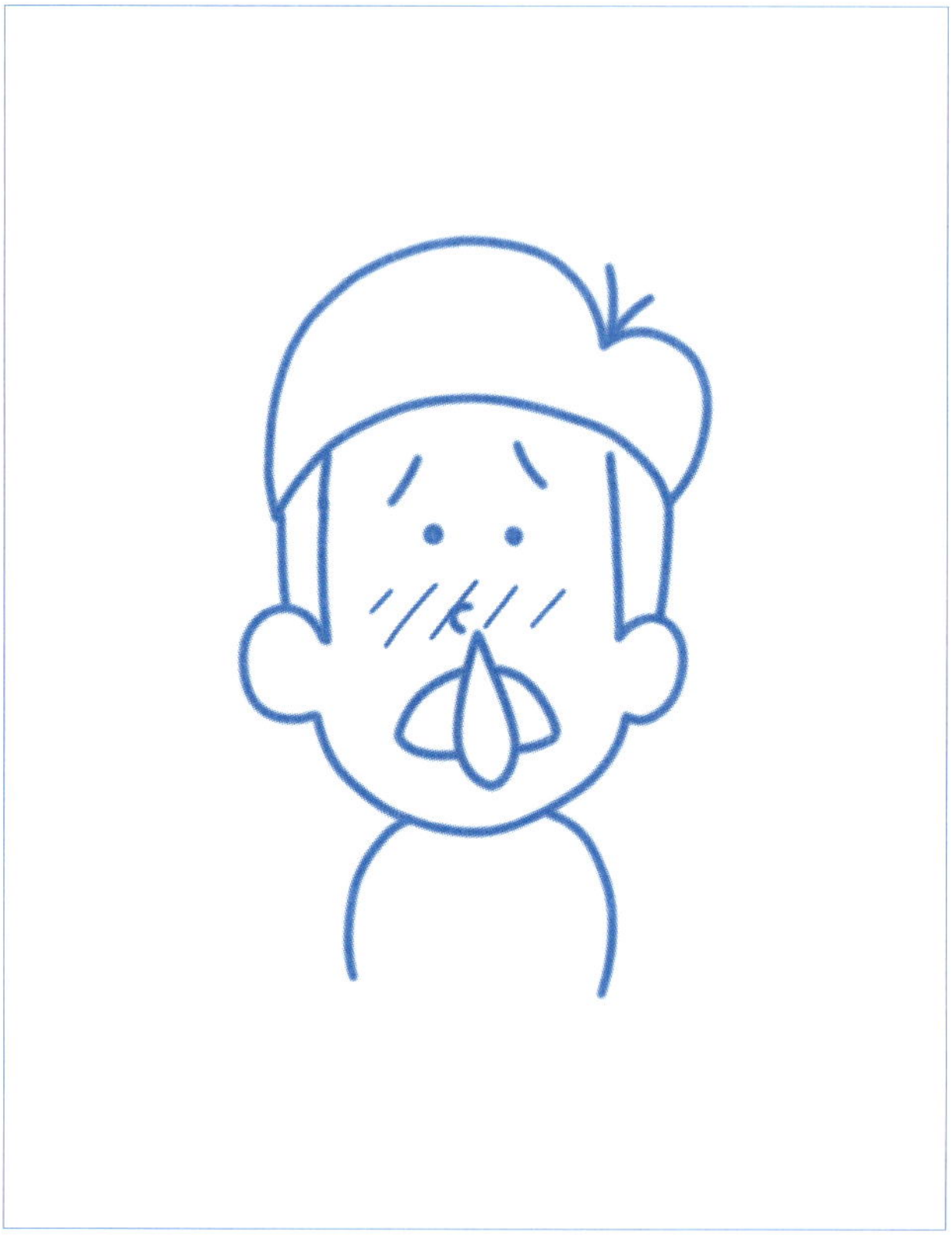

かたまり育児のヒント

次ページの「要注意」に
該当する場合は、
無理せずパパかママが自宅保育を。

咳・鼻水は子どものお仕事

咳や鼻水は一番遭遇することが多い症状です。

保育園や幼稚園に入り、集団生活が始まると、その瞬間から咳や鼻水との戦いが始まります。覚悟しておいてください。**年中鼻水垂らしていますし、しょっちゅう咳しています。**もはやこれは彼らの仕事です。そうやって免疫を獲得していくんです。

ゆえに受診のタイミングに悩みます。

- 咳や鼻水のせいでまとまって眠れない
- 一生懸命呼吸をしている、顔色が悪い
- ゼーゼーいっている
- 咳や鼻水のせいで食事量や哺乳量が減っている

このような場合は要注意。速やかにかかりつけ医を受診しましょう。特に1歳未満の小さい赤ちゃんは呼吸の機能がまだ未熟なため、悪くなる時の加速度は大きい。

今日は大丈夫だったけど明日急にしんどくなるなんてことは珍しくありません。慎重にみていきましょう。

医師がよく言う言葉の解説

「しんどかったらまた受診して」

「今の状態ならお家で様子を見られる範囲です。**今の咳やお鼻の状態をよく覚えておきましょう。**今以上にひどくなるようなら、明日も受診してくださいね。あと、見るからに一生懸命呼吸していたり、哺乳が減ったり、元気がなくなる場合は、夜間でも救急病院を受診してください」

「咳止めはいりません」

「咳というものは、バイ菌を鼻水や痰で包んで身体の外に出そうとする必要な反応です。**「咳」自体は敵ではないので、無理に止めない方がいいです。**ただ、短い間に激しい咳を繰り返している場合や、呼吸が苦しそうな場合は、再度受診をしてください。軽い咳であれば、はちみつが効果的という研究結果もあります。**1歳を過ぎていれば、試してみてください。※1歳未満の赤ちゃんには、はちみつを与えてはいけません」**

ここがポイント

- 風邪は子どもの仕事です！
- 小さい赤ちゃんほど急にしんどくなりやすい。パッと見しんどそうなら受診を。

18

嘔吐・下痢

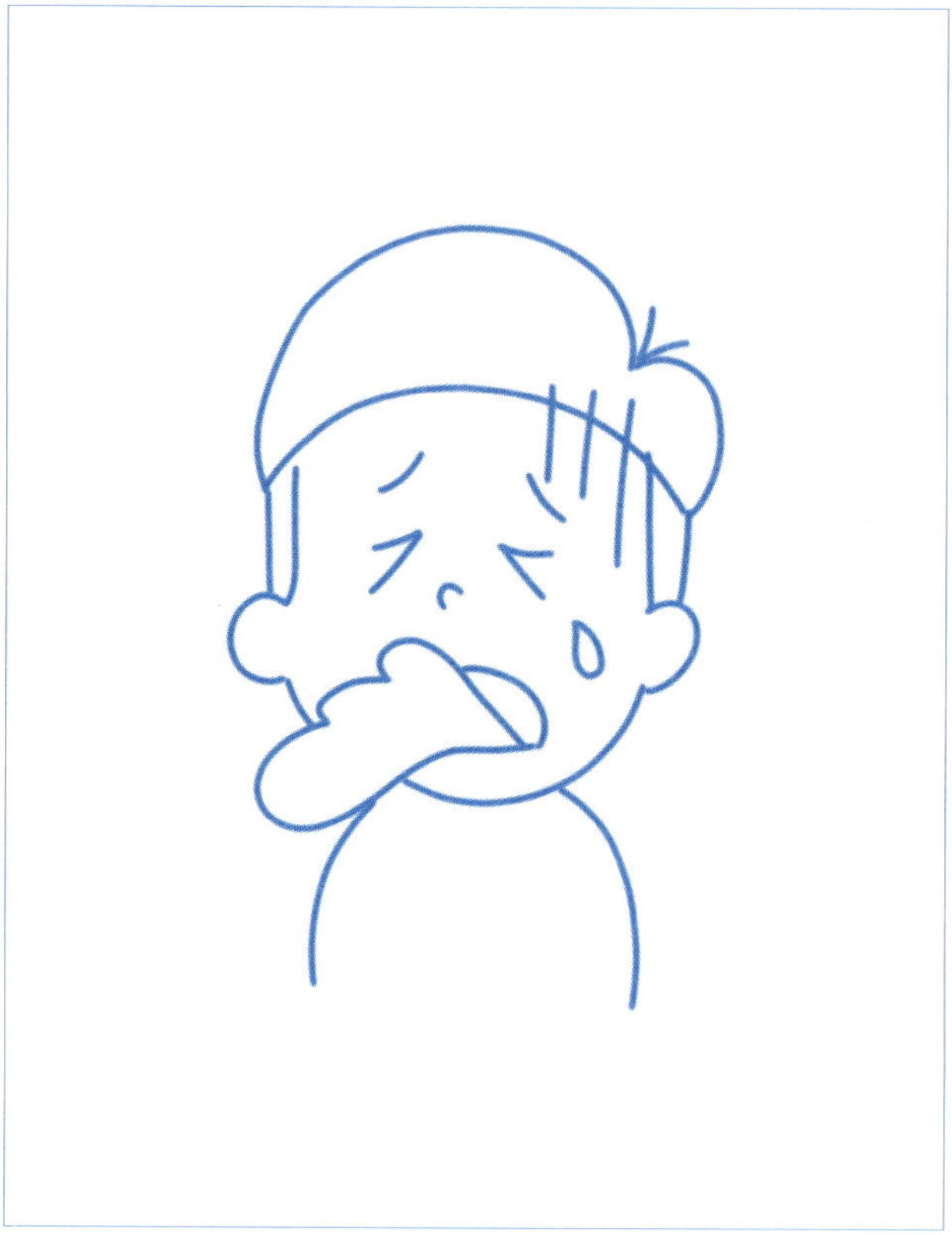

かたまり育児のヒント

こまめな水分補給が大切。

「いつ・どのくらい飲んだか」

夫婦で共有を！

「脱水症状」「低血糖」に要注意

冬になると、嘔吐や下痢を主症状とした感染性胃腸炎《かんせんせいいちょうえん》が流行ります。また、普通の風邪でも胃腸の調子が悪くなることがあり、嘔吐下痢の症状が出現することがあります。かくいう我が子も風邪をひくたび、熱を出すたびに嘔吐をしがちです。嘔吐する様子はしんどそうでとにかく心配になってしまいますよね。一度の嘔吐や下痢ですぐ受診する必要はありませんが、次のような場合には受診をしましょう。

- 嘔吐や下痢を繰り返す
- 水分が摂れない
- **ぐったりしている**
- 唇やお肌が乾燥してきた
- 泣いても涙が出ない
- おしっこが半日以上出ない

嘔吐や下痢の際に最も注意したいのは**脱水と低血糖**です。前述のような症状がある場合は脱水や低血糖のリスクが高いか、すでになっている可能性があります。場合によっては点滴や入院が必要になるので受診をしましょう。また、**下痢を繰り返し、お尻が真っ赤かになっている場合も受診した方がいいでしょう。**

医師がよく言う言葉の解説

「うんちや吐物の処理には気をつけてね」

「感染性胃腸炎の場合、感染力がとても強いので、**特におむつ交換の後などは手洗いが必須です。**また、ノロウィルスと診断された場合は、塩素系の消毒剤を使って汚染された場所を消毒しましょう。※手やその他身体には、この消毒剤を使用してはいけません」

嘔吐・下痢の時にお家でできるケア

お家でできるケアとしては、脱水や低血糖の予防です。水分を少しずつこまめに摂取しましょう。その時は、お茶やお水などではなく、**糖分や塩分が含まれるものの方がいい**。よく病院で勧められる「経口《けいこう》補《ほ》水液《すいえき》」にはこれらが含まれます。ただ、好んで飲んでくれない子どもが多い。その場合は**好きなジュースで構いません**。

飲ませるタイミングにも注意が必要です。嘔吐すると焦ってしまいますが、**嘔吐直後はお腹が「吐きたいモード」に入ってしまっているので、飲ませても吐いてしまうことが多い。1〜2時間ほどは何も飲ませず休憩しましょう**。そこからごく少量ずつ飲ませてみることをお勧めします。

下痢を繰り返す場合や、そのせいでお尻が赤くなってきた場合は、少し面倒ですが、おむつ交換のたびにぬるま湯で優しく洗浄してあげるといいでしょう。

ここがポイント

- **脱水と低血糖には要注意。（特に、ぐったりしている時は早く受診!!）**
- **水分の取り方や種類も大事！**

19

腹痛・血便

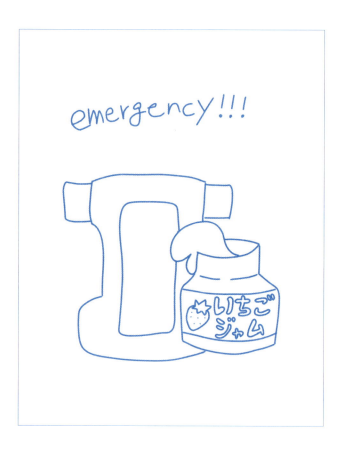

かたまり育児のヒント

腹痛は見た目じゃわからない。
「見て」「触って」パパママセンサーで
異変を感じ取ろう!

腹痛の主な原因は「便秘」「胃腸炎」

子どもの腹痛で最も多い原因は**便秘と胃腸炎**です。

お腹の中にはたくさんの臓器がありますから、一括りに腹痛といってもその原因は多岐にわたります。

- 爆裂に機嫌が悪い（のたうち回る）
- 数時間も痛みが持続する
- 顔色が悪い、ぐったりしている
- いちごジャムみたいな血便が出る
- 決して少量とはいえない量の血便が出る
- お腹が張っている
- お腹が固い
- うんちが3日以上出ていない

このような場合は早めにかかりつけ医を受診しましょう。数分から数十分で治まるような腹痛であれば一旦様子を見ても構いません。**「お腹が痛い」という訴えや機嫌の悪さに加え、パッと見の印象がどうかが大切になります。**パパママセンサーをフルに活用しましょう。

場合によっては受診したとしても、大したお薬や処置などが無く帰宅することになるかもしれません。しかしながら「安心」は手に入れることができるでしょう。まずは危ないものでないか判定してもらいましょう。

医師がよく言う言葉の解説

「赤ちゃん、お腹痛そうだったらまた受診してね」

「赤ちゃんは自分でお腹痛いって言えないからね。その代わり、泣いたり機嫌を悪くしたりして痛みを教えてくれます。**あまりにも泣き続けたり、機嫌が悪かったり、それに血便が伴う場合は早めに受診してね**」

ここがポイント

・お腹が痛いと言えない赤ちゃんは機嫌が悪いのが「痛い」のサイン。
・「見る」だけでなく「触る」も大事。五感で異変を感じるのです！

20

けが

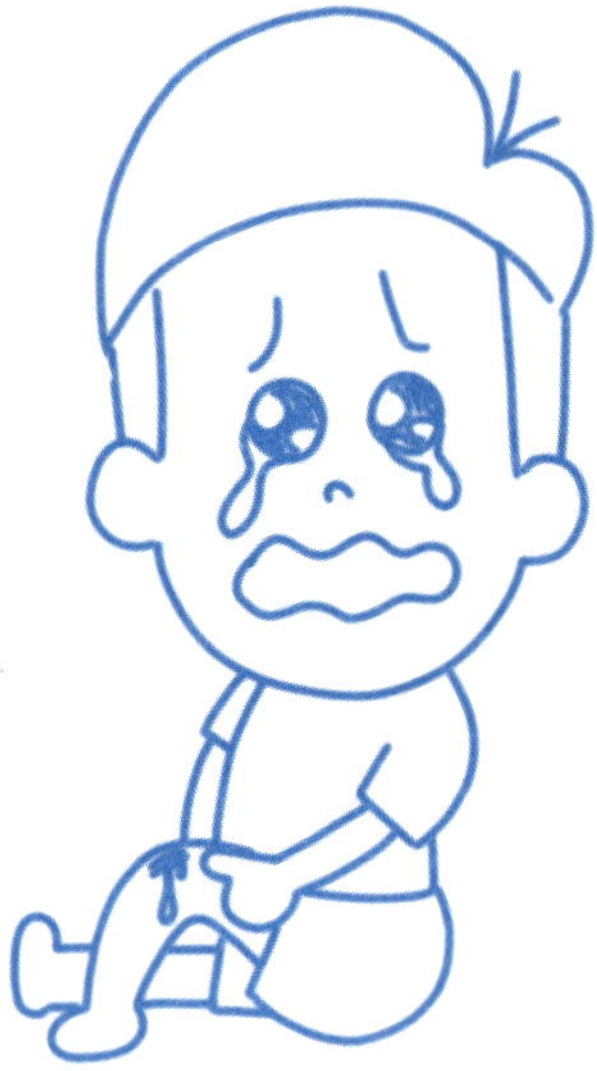

かたまり育児のヒント

パパもママも、手拭き用とは別に
清潔なハンカチの携帯を。

出血したら「圧迫」して止血

子どもの遊びに怪我はつきものです。擦り傷や切り傷、骨折や打撲など怪我の種類も様々なものがあります。**腕や足が変な方向に曲がっていたり、すごく腫れていたりする場合は速やかに受診をしましょう。**

また、出血はとてもインパクトがあります。小さいお子さんだとよりインパクトが強い。パニックになるのもむちゃくちゃわかります。

が、**まずは焦らず止血です。外での怪我であれば、水道水で洗浄してから清潔なガーゼやハンカチなどでしっかり圧迫しましょう。**5～10分ほど圧迫止血をしたら傷口を見てみましょう。擦り傷や浅い切り傷で、圧迫止血で止まる程度の出血であれば、絆創膏を貼っておくだけで一旦は大丈夫です。

出血時に受診が必要なケースは、次のような場合です。

- 傷が深いような気がする
- 圧迫しても血が止まらない

- 痛みが強く動けない
- すごく腫れている
- 患部が膿んでいる
- **顔色が悪い**
- **ぐったりしている**

このような場合には速やかに受診しましょう。特に最後の二つは緊急事態です。救急車を要請しましょう！

ここがポイント

- **とりあえず圧迫止血！　しっかりギュッと。**
- **顔色が悪い、ぐったりしてる場合は救急車！**

vol.2

ある日の連絡帳
スキンケア？

家での様子	
睡眠	時　　　分　～　　時　　　分
排便	あり（　　時）　　なし
朝食	時 内容（　　　　　　　　　）
検温	（　　　　）℃

朝食のヨーグルトを顔に塗りたくっていました。
確かに毎日塗っている保湿剤によく似ている。
間違えたのかな？いや、絶対わざとです。
悪い顔してました。

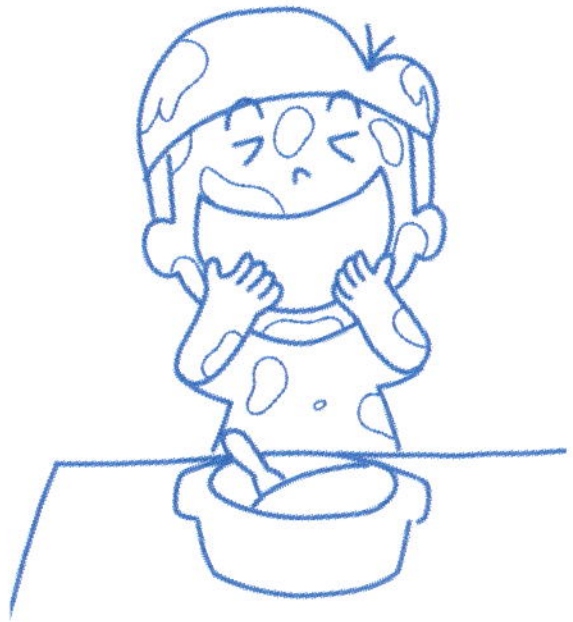

実際のところ…

想像したら即わかりますよね。この悲惨さ。最悪です。朝ですよ？朝からベッタベタです。顔とは書きましたが、顔だけで済むはずがない。頭の先から足の先までヨーグルトだらけです。テーブルも、床もベッタベタです。朝からお風呂案件です。普通に無理です（笑）

さて、こんな時こそ「解釈力」の出番です。初めての出来事に我々も戸惑いましたが、初めての出来事は本来お祝いするべきことです（笑）

まして楽しそうな彼の様子。手掴み食べは触覚の発達につながりますし、よく考えたら嬉しいことの方が多いじゃないですか。まぁ翌日からヨーグルトには用心しましたけどね（笑）

21 頭を打った

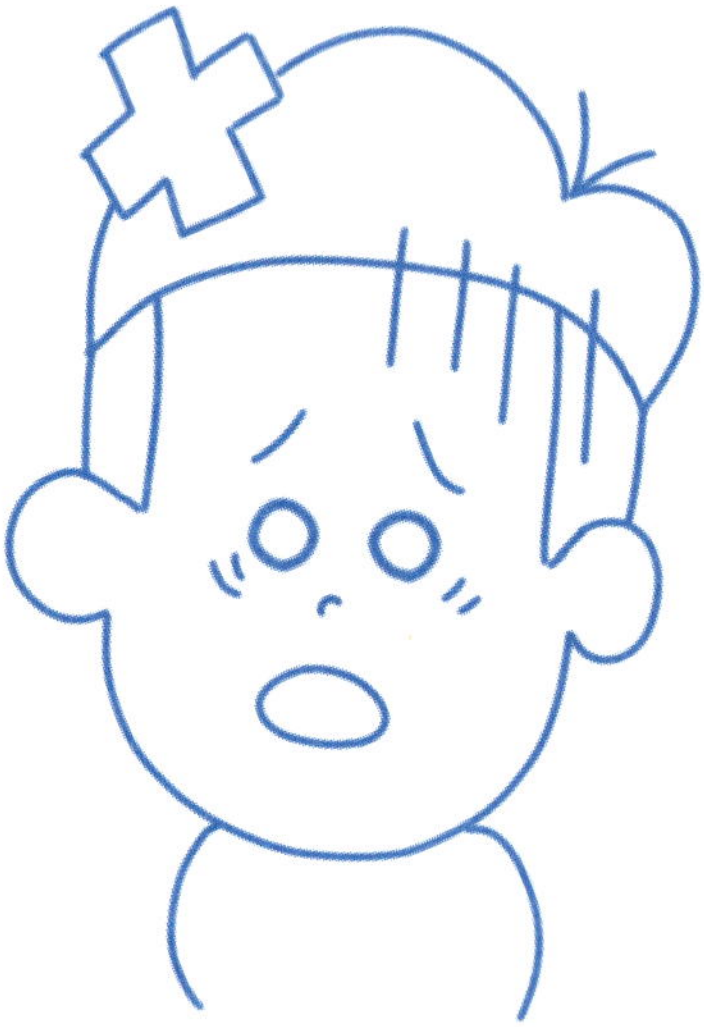

かたまり育児のヒント

頭を打ったら「24時間はじっくり」
「72時間はいつも以上に」気にかけること。
長期戦なのでパパママ交代で頑張ろう。

「頭の中の出血」は緊急度が高い

頭には脳が入っているため、同じ「ぶつけた」という事象でも、手や足、身体の場合よりも少し慎重にみていく必要があります。

厄介なのは頭蓋骨の内側で出血が起こるような場合です。表面上は軽傷でも、頭の中では大変なことが起きている場合があります。

- 顔色が悪い
- 意識がない
- 反応が弱くなる
- けいれんしている
- 手足の動きがおかしい、動かさない
- (傷がある場合) 出血が止まらない

このような場合は、直ちに救急車を呼びましょう。

また、次のような場合は早めに救急病院を受診しましょう。

- 1メートル以上の高さから落ちて頭をぶつけた
- 頭をぶつけた後、短時間でも意識を失った
- 嘔吐を繰り返す
- ぶつけた部分が凹んでいる、むちゃくちゃ腫れている
- なんかいつもと様子が違う

冷静に判断ができない可能性もあります。「なんか気になる」という場合はかかりつけ医に相談しましょう。

医師がよく言う言葉の解説

「しばらくは注意して見ていきましょう」

「頭を打った時に特に怖いのは、頭の中で出血が起きることです。頭の中で出血が起きる

と、**脳が圧迫されて、損傷を受け、麻痺や言語の障害を残したり、最悪死に至るケースもあります。**「24時間は最も注意をして観察、72時間は気にして見ていきましょう」

子どもの身体の特徴も知って「頭を打つ」を予防しよう

お家で様子を見る場合は、少なくとも24時間は前述した症状が出ないか注意深く見ていく必要があります。24時間を超えても、72時間は気にかけておく必要があります。

子どもは頭がでかい。身体の重さに占める頭の割合が高い。ゆえに転落する時は頭から先に落下します。**こけたり、転落する場面を見ていなくても、「頭を打ちやすい」ことを念頭に置き、子どもの様子をよく観察しましょう。**

ここがポイント

- **顔色が悪い、ぐったりしてる場合は救急車！**
- **24時間は要注意！　72時間は気にかけて！**

22

発疹

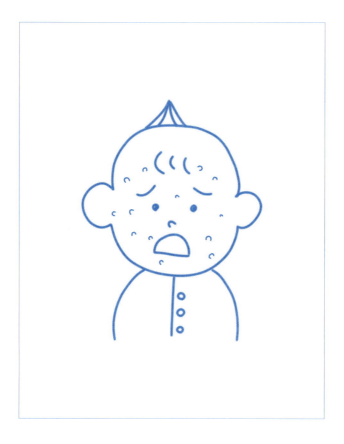

かたまり育児のヒント

お風呂係のパパorママは
裸の時の様子を共有。

「発疹」？「湿疹」？「蕁麻疹」？

発疹《ほっしん》や湿疹《しっしん》、蕁麻疹《じんましん》など「○疹」と名のつくものをたくさん聞いたことがあると思います。

「これは発疹？」「これは湿疹？」「これは蕁麻疹？」

と多くのパパママが混乱している様子を見てきました。結論、それが発疹なのか、湿疹なのか、蕁麻疹なのかはそれほど重要ではないと私は思っています。

が、一応説明しておきますと、**「発疹」とは「皮膚になんか変なものができている」という状態を表す言葉です。**

一方で**「湿疹」や「蕁麻疹」は病名。**他にも「紅斑《こうはん》」や「丘疹《きゅうしん》」「鱗屑《りんせつ》」などなど病名はたくさんあります。

受診の目安

病名やその原因はたくさんありますが、受診するかどうかの判断はそんなに難しくない。

それによって**どの程度日常生活に支障をきたしているか**が基準です。

● 痒みが強い
● 痛い
● ジュクジュクしている
● 赤みが強い
● 発熱を伴う

発疹自体がこのような状態であればかかりつけの小児科を受診しましょう。

● 顔色が悪い
● ぐったりしている
● 苦しそうに呼吸をしている、ゼーゼーしている、かすれ声がある
● 嘔吐を繰り返す
● 激しい腹痛がある

発疹（蕁麻疹）と併せてこのような症状がある場合はアレルギーの可能性があります。直ちに救急車を要請しましょう！

ここがポイント

- 発疹＋αがあれば受診。
- 「蕁麻疹＋ぐったり」「蕁麻疹＋ゼーゼー」「蕁麻疹＋嘔吐」「蕁麻疹＋腹痛」それすなわち救急車！

23 目やに

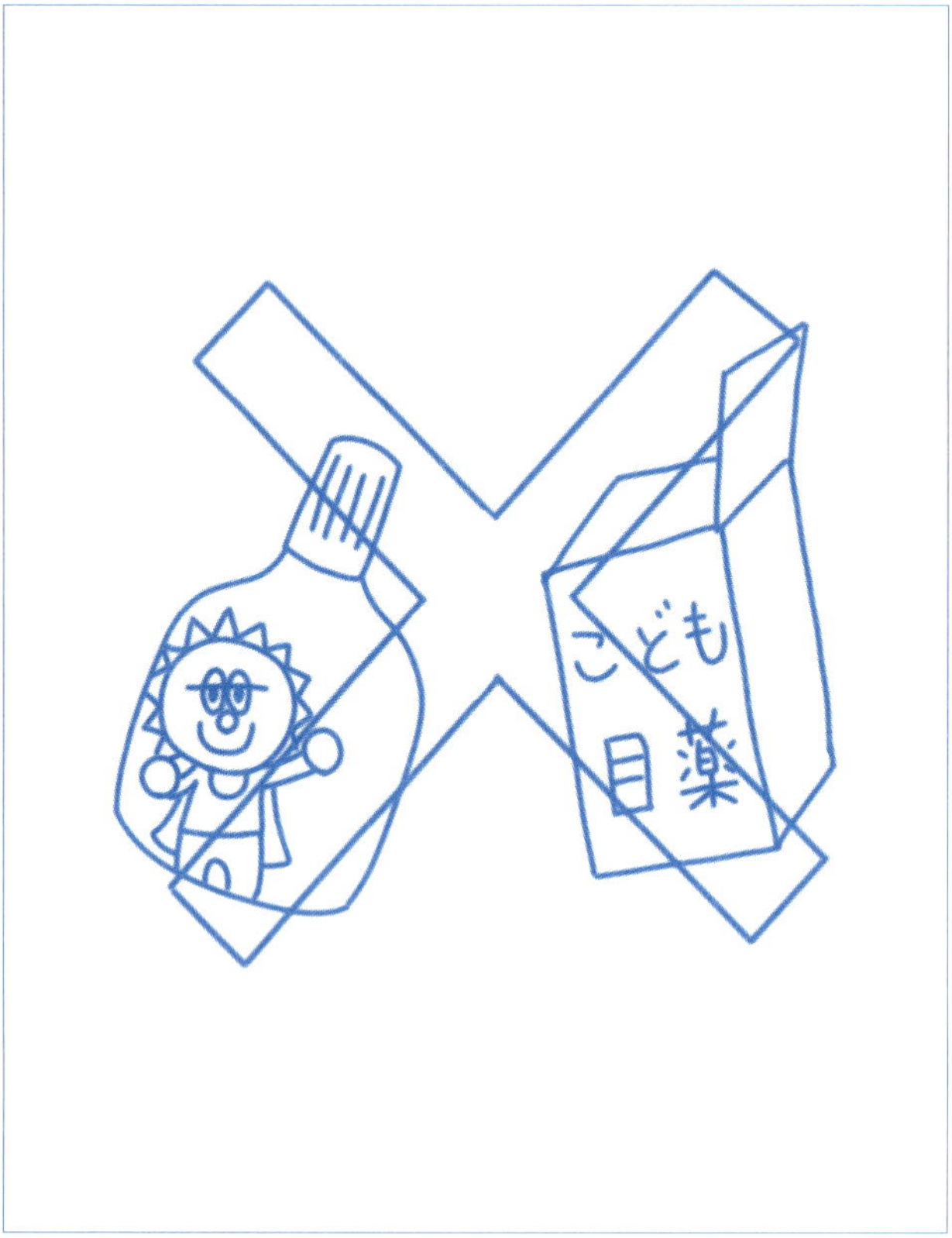

かたまり育児のヒント

自己判断で市販の目薬はNG！
夫婦間でルールの徹底を。

子どもは目やにが出やすい

目やにも子どもに多い症状です。赤ちゃんは鼻涙管《びるいかん》といって、目と鼻を繋ぐ管が細く、ここをうまく涙が流れなくなると涙や目やにが増えてしまいます。

- 白目の赤みが強い
- 痒みが強い
- 機嫌が悪い
- ものが見えづらそう

このような症状がある場合はかかりつけ医を受診しましょう。

市販の目薬の使用についてはまずはお勧めしません。細菌感染を起こしている場合には抗菌作用のある目薬を使用しなければいけません。医療機関で処方してもらいましょう。

ここがポイント

・**市販薬は使わず受診を！**

24

虫刺され

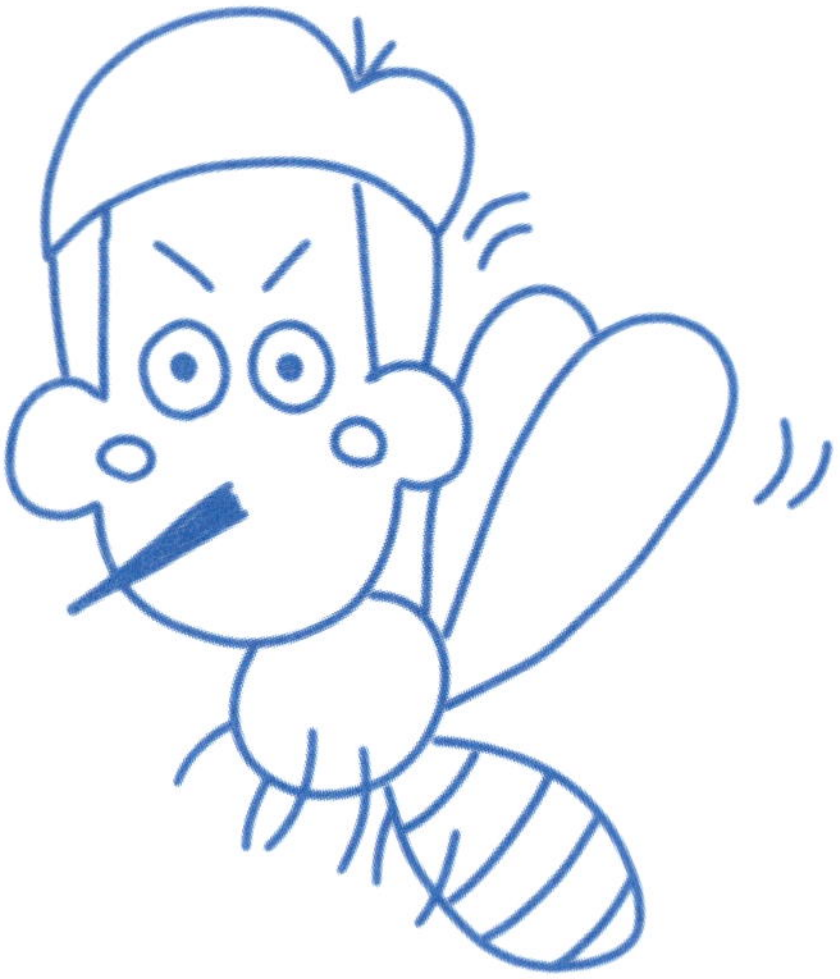

かたまり育児のヒント

アウトドア好きパパ&ママは
覚えておこう!

たかが虫刺され、されど虫刺され

暖かくなってくるといろんな虫が発生します。私、夏は大好きですが虫は苦手です。カブトムシ系はまだ大丈夫ですが、足がやたら長い系とか、ウニョウニョ系とか、バサバサ系は特に苦手です。息子がそっち系の虫をとっ捕まえて帰ってきたらきっと心の中で発狂します。想像するだけで今、取り乱しています。

毒を持つような虫だけでなく、蚊程度でも時として危険な場合があります。たかが虫刺され、されど虫刺されです。

- 蕁麻疹が出る
- 嘔吐する、お腹を痛がる
- 呼吸が苦しそう
- 意識が朦朧としている（ぐったりしている、呼び掛けに反応がない・反応が弱い、自分で動けない）

このような症状はアナフィラキシーという重篤なアレルギーの症状の可能性があります。

すぐに救急病院を受診しましょう。呼吸が苦しい場合や意識が朦朧としている場合は救急車を呼んだ方が良いです。

- 発熱を伴う
- めちゃくちゃ腫れている
- 水ぶくれができている
- 痛みが強い
- 掻きむしって皮膚が傷ついている

このような場合にはかかりつけの病院を受診しましょう。小児科？皮膚科？と迷うところですが、どちらでもOKです。**熱など、皮膚以外の症状が出ている場合は、より幅広い観点で子どもを診てくれる小児科がお勧めです。**

ここがポイント

・たかが虫刺され、されど虫刺され。時として命の危険も！
・アナフィラキシーには特に注意！

25

おちんちん・タマタマが赤い／腫れている

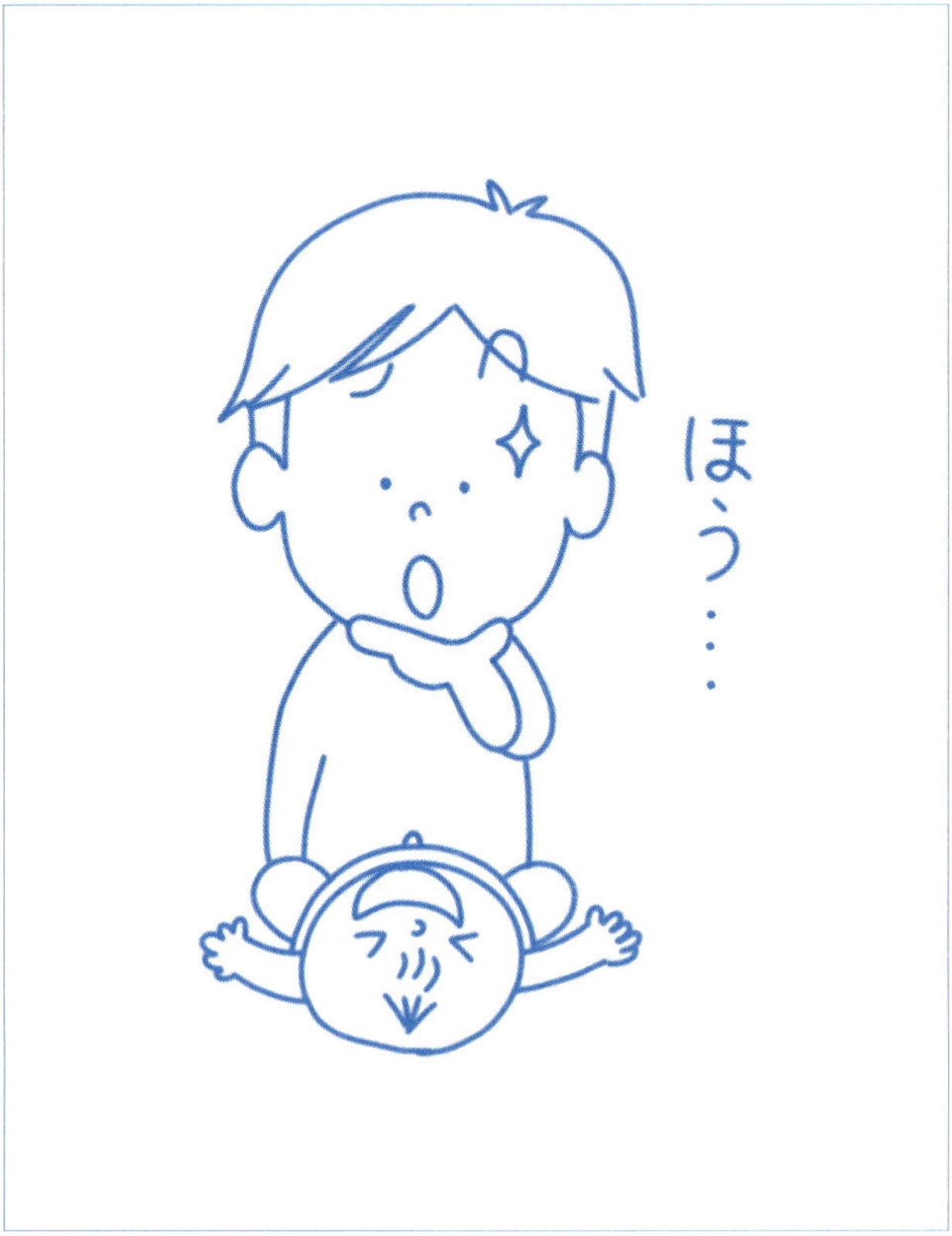

かたまり育児のヒント

パパはおちんちんのスペシャリスト！
パパから見た第一印象も大事。

見逃してはいけないサイン

ところで皆さん、男性のタマタマはなぜあんな無防備な位置に、守ってくれる骨もない状況で存在しているのか不思議に思ったことはないですか？

私小さい頃から不思議でした。答えは最後の「ここがポイント」でご紹介します。本題に進みましょう（笑）

男の子のおちんちん問題。たくさんのママから質問を受けます。

「私にはついてないからわからない！」

この一言に尽きますよね。そりゃあそう。しょうがない。

まずはおちんちんのスペシャリストに助言をしてもらいましょう。

おちんちんのスペシャリスト、そうです。パパです。病名はわからないかもしれませんが、それが異常っぽいのかそうではないのか、パパならなんとなくわかるかもしれません。

おちんちん、タマタマに生じる病気は、簡単な塗り薬で治るものから、手術が必要なものまで幅が広く、**見逃してはいけないサインもあります。**受診の目安をお伝えしようと思います。

- おちんちんが赤く腫れている
- おちんちんの先から膿《うみ》が出る
- おしっこが出づらい
- タマタマが腫れているが痛みはない
- 触ってもタマタマがないような気がする

このような場合は、かかりつけ医を受診しましょう。

- おちんちんの皮がむけたままで戻らなくなってしまった
- タマタマがむちゃくちゃ腫れて激しく痛がる
- 変色している（赤い、赤黒い）
- なんかぐったりしている

こんな場合にはすぐに医療機関受診が必要です。

パパはおちんちんのスペシャリストとは言いましたが、常にパパがいるわけでもありません。また、パパも「わかんない！」となっちゃうケースもあるでしょう。**わからなければ受診という感覚で問題ありません。**

おちんちんの洗い方

お子さんの性器のケアの仕方に悩む（迷う）パパママも多いようです。おちんちんの付け根や陰嚢《いんのう》（タマタマ）のまわり、鼠蹊《そけい》（おちんちんと太ももの間）には汚れが溜まりやすいので、優しく丁寧に拭いてあげましょう。おしっこのみであれば特に意識しすぎる必要はありません。うんちの時のみで十分です。

沐浴（入浴）の際は泡をつけて、同じく優しく洗ってあげましょう。おちんちんの先に関して、これも悩むところです。お風呂の際に「可能であれば」「可能な範囲で」優しくむいて泡で洗ってあげましょう。**無理に皮をむくと嵌頓《かんとん》といって、元に戻らないことがあるので、無理はやめましょう。**

女の子のお股についても同様です。おむつ交換のたびにゴシゴシ拭いたり洗ったりする必要はありません。優しく丁寧にが原則です。

ここがポイント

- 皮がむけたまま戻らない、激しく痛がる、タマタマが腫れる、タマタマが変色（赤い、赤黒い）、ぐったりは特に注意！
- タマタマが無防備なのは、精子が育ちやすい温度にコントロールするため。

vol.3

ある日の連絡帳
犯人は誰だ

家での様子	
睡眠	時　分 〜 時　分
排便	あり（　時）　なし
朝食	時 内容（　）
検温	（　）℃

我が家の七不思議の一つです。父がお風呂に入っていると、急に電気が消えることがあります。この謎はまだ解明されていません。怖いです。

※身長が高くなって、高いところにも手が届くようになりました。成長を感じます。

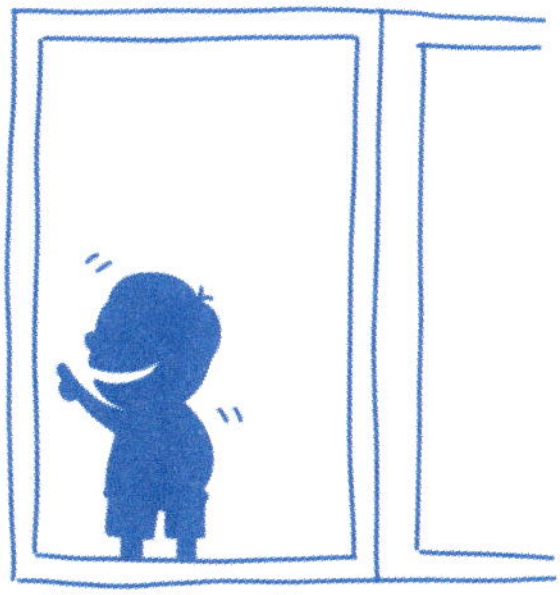

実際のところ…

いやこれは迷惑でしかないです（笑）

「この謎はまだ解明されていません」と書きましたが、もちろん犯人は明白です。目を瞑《つむ》ってる中電気を消されて、目を開けても真っ暗なわけです。一度のお風呂で何度も何度も電気を消され、その都度スッポンポンで電気をつけに浴室の外に出るんです。普通に風邪ひきます。

が、やはりここも「解釈力」です。ポジティブ変換。身長が伸びた喜びを最大限感じることにしました。それから、電気を消して逃げていく犯人をおびき寄せる自作のおもしろソングも作ることができました。

スキルアップさせてくれてありがとよ。

26

でべそ

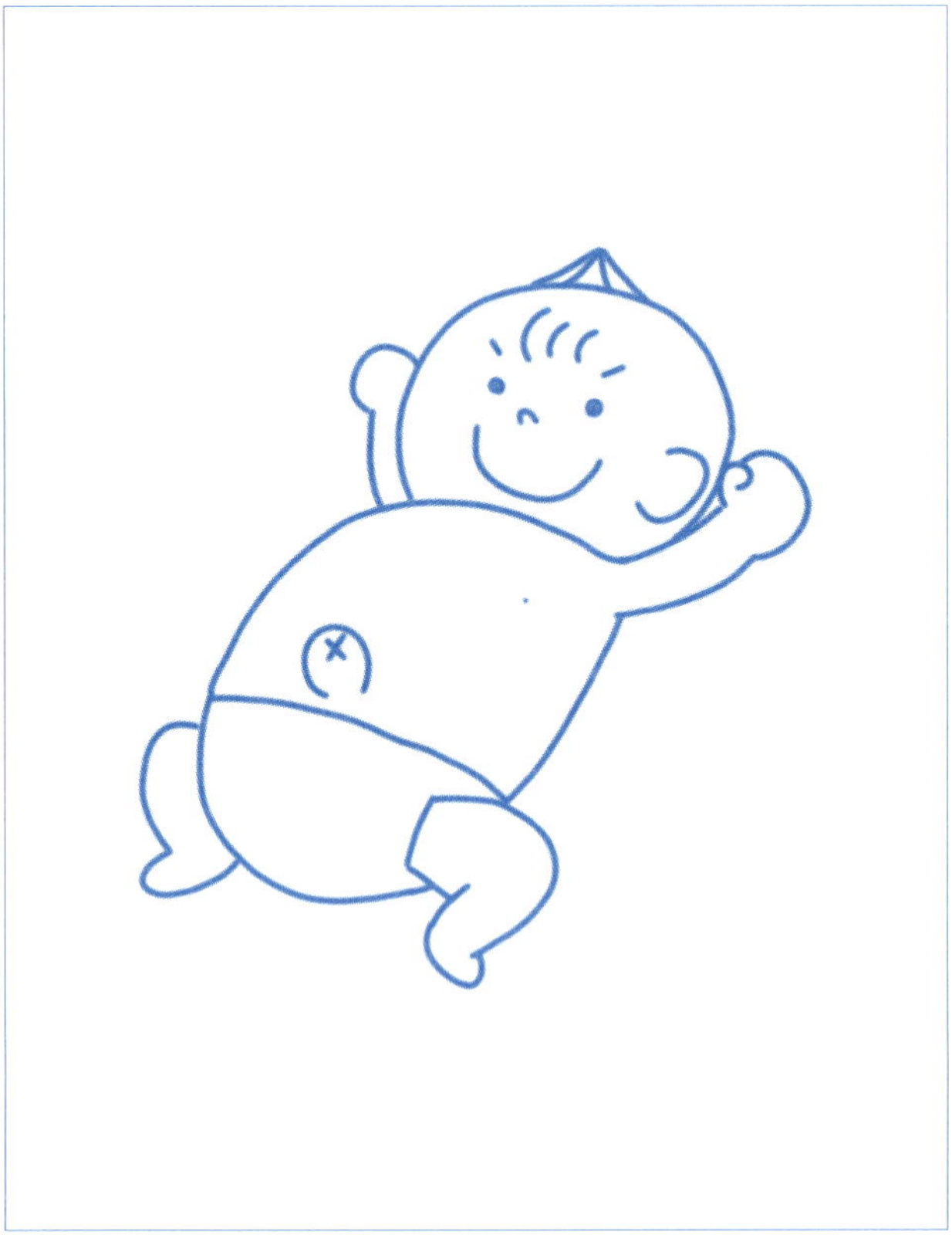

かたまり育児のヒント

泣いたりいきんだりした時に
飛び出してきやすいので、
発見したら共有しよう。

ほとんどは自然に治るが、なかには深刻なケースも

専門用語では「臍《さい》ヘルニア」と言います。

赤ちゃんはママのお腹にいる時には臍《へそ》の緒《お》で繋がっていますね。元々、臍の緒の部分の筋肉には穴が開いています。出生後この穴は自然に塞《ふさ》がっていくことが多いのですが、**中にはうまくこの穴が塞がらない赤ちゃんがいます。**

穴が塞がらないと腸が外に出てしまい、おへそが膨らんできます。これが「でべそ」、すなわち「臍ヘルニア」の正体です。赤ちゃんの10人に1人の割合で起こる比較的よくある病気です。

放置していても、1歳までに80％、2歳までに90％が自然に治るといわれていますが、大きくおへそが膨らんだ場合は、自然に穴が塞がっても皮膚のたるみが残ってしまうことがあります。また、ごく稀に**飛び出た腸が元に戻らない「嵌頓《かんとん》」という状態になるケース**があります。こうなると**ひどい場合は腸が壊死《えし》してしまうケースもあるので注意が必要**です。でべそに気づいた場合は一度かかりつけ医を受診しましょう。

自然に治るのを待つこともありますが、おへそを常時圧迫しておくような治療を行うこと

もよくあります。自然に治るのを待つような場合も、定期的に受診をして状態を確認してもらいましょう。

- 嘔吐を頻繁に繰り返す
- 腹痛（機嫌不良）
- ぐったりしている

このような場合には速やかに救急病院を受診しましょう。

ここがポイント

- ・でべそに気がついたらとりあえず受診を。
- ・嘔吐、機嫌不良、ぐったりはすぐに受診！

～パンダのお薬豆知識①～

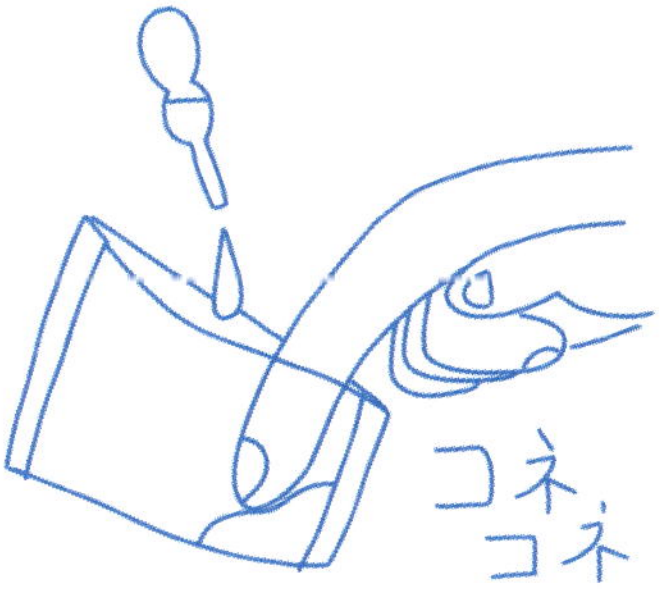

おくすりだんごの作り方

ブーッが上手に
なってきた子にオススメ！
お水をたくさん入れすぎると
シャバシャバになってしまうので、
1滴ずつ水を入れて硬さを調節!!

27 熱性けいれん

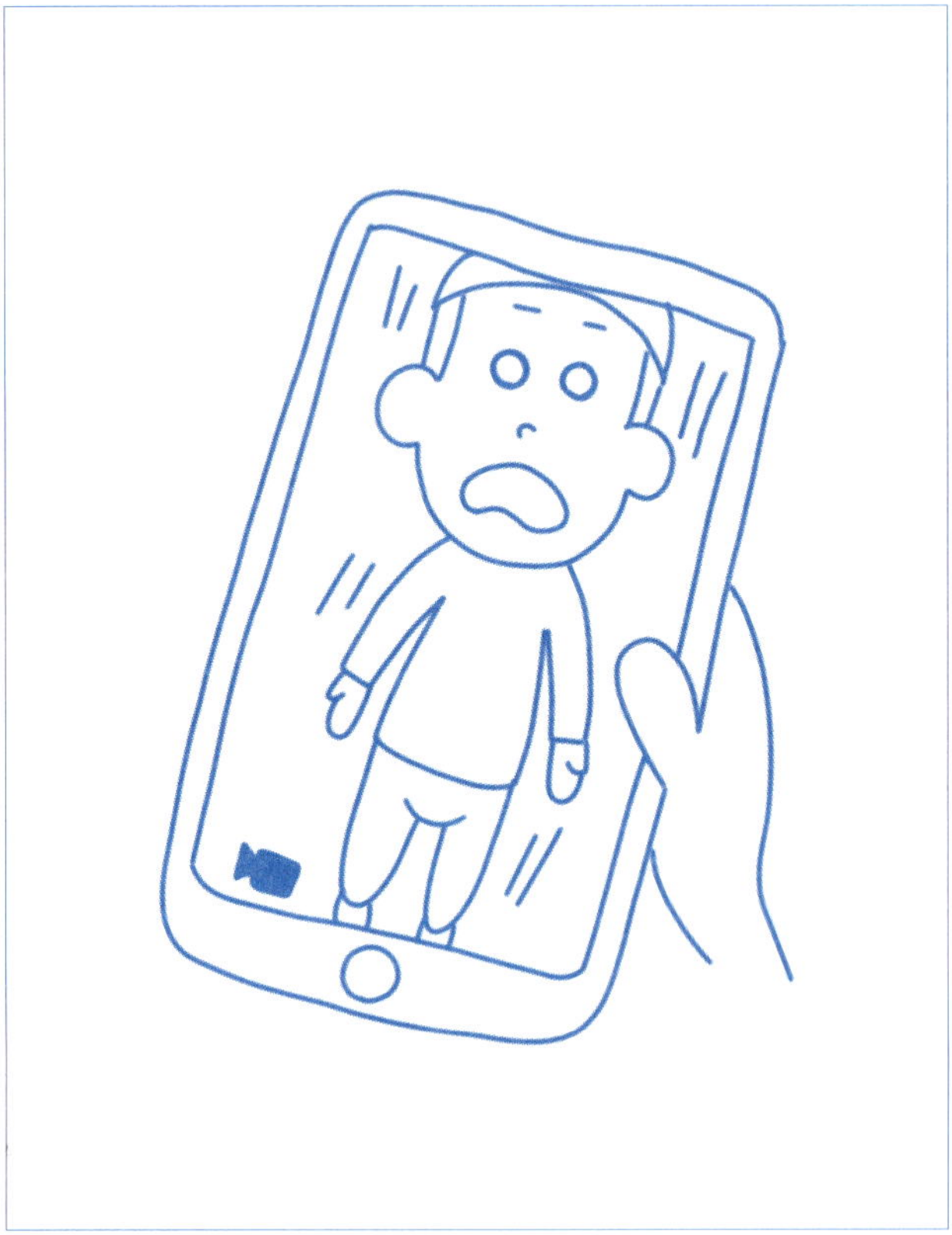

かたまり育児のヒント

パニックになっても仕方ない。
パパママのどちらかは、
「体を横に向ける」覚えておいて。

38℃以上の発熱から24時間以内に起こることが多い

けいれんの原因は様々あります。中でも子どものけいれんとして、私たち親が一番遭遇しやすいのが**熱性けいれん**です。

日本では10〜15人に一人の子どもが熱性けいれんを起こすといわれています。そのうちの20〜40％が熱性けいれんを繰り返すともいわれています。

多くは**38℃以上の熱を出してから24時間以内に起こることが多く、急激な熱の上昇時に起こりやすい**とされています。

けいれん（熱性けいれん）は**突然意識がなくなり、白目をむいて身体を反らせるように硬くしたり、手足をガクガク震わせて顔色が悪くなる**ことが多いです（ボーッとして意識がなくなるだけの場合もあります）。

よく、

「意識はあるが、熱が出てから手足が震えている。これはけいれんだ！」

と慌てて受診されたり、救急車を呼ばれる方がいらっしゃいますが、**意識があるなら一旦けいれんと捉えなくていいです**。眠たい時に一瞬ビクッとなるのもけいれんではありません。

実際に自分の子どもに起こったら

実際に熱性けいれんの現場に遭遇すると気が動転します。よほど普段から見慣れている人なら別ですが、**そうでない限り100%パニックになります。**

まずは落ち着くことです。きっと難しい。そんな時はこの本を開いてください。

落ち着きなさい。子どもの体を横に向けなさい。

けいれん自体で死ぬことはない。が、けいれんによる嘔吐で吐物《とぶつ》が気管に詰まり、窒息で死ぬことはあります。**横を向けて呼吸を確保**しましょう。

また、「脳に障害が出てしまうんじゃないか!?」と不安に陥る方も多いですが、通常の熱性けいれんで知能の低下や脳に障害をきたすことはありません。

けいれんの最中は顔色が悪くなる（想像以上に真っ青になります）ことが多いので、**焦っ**

てゆすったり、舌を噛まないように口に何かを入れようとしてしまう人がいますが、そんなことでけいれんは止まりませんし、かえって誤嚥《ごえん》をしてしまうリスクが上がるのでしてはいけません。通常は1〜3分ほどで自然に止まります。

落ち着くこと、横を向かせること、その次に大切なのは観察をすることです。

- 何時何分からけいれんし始めたか
- 何時何分に止まったか
- どこにどのような症状が出ていたか
  - ・目はどっちに寄っていた？
  - ・手足は脱力してた？　突っ張っていた？　左右対称だった？

少なくともこれは観察しておきましょう。**スマホで動画を撮れると医療従事者はさらに判断がしやすい。**

けいれんを起こした場合は基本的にすぐに受診で問題ありません。5分以内のけいれんで、1回で終わるのであれば自宅で様子を見てもいいですが、安心のためにも受診をした方がいいと私は思います。

- 5分以上けいれんが続く
- けいれんが終わっても意識がなかなか回復しない
- 24時間以内に2回以上けいれんを起こす

このような場合は単なる熱性けいれんではない可能性があります。迷わず救急車を呼びましょう！

ここがポイント

- まずは子どもの体を横に向ける！
- どんな状況だったか受診時に伝えられる準備を。
- 5分以上続く、24時間以内に繰り返す場合は必ず受診！

～パンダのお薬豆知識②～

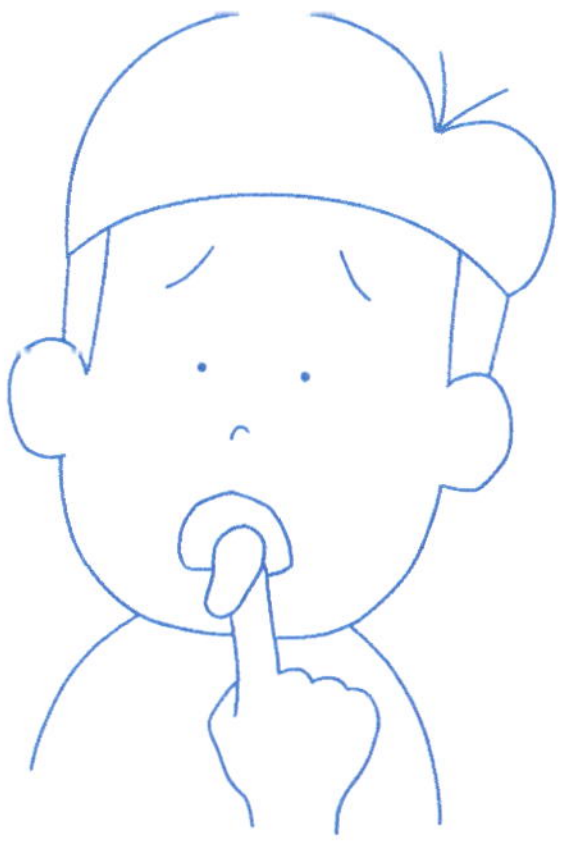

おくすりだんごを
お口の中に塗りつける方法

おくすりだんごは
上アゴか内頬に
塗りつけます。
ブーしても
ある程度たくさん
口の中に残ります。

28

腕(肘)が抜けた

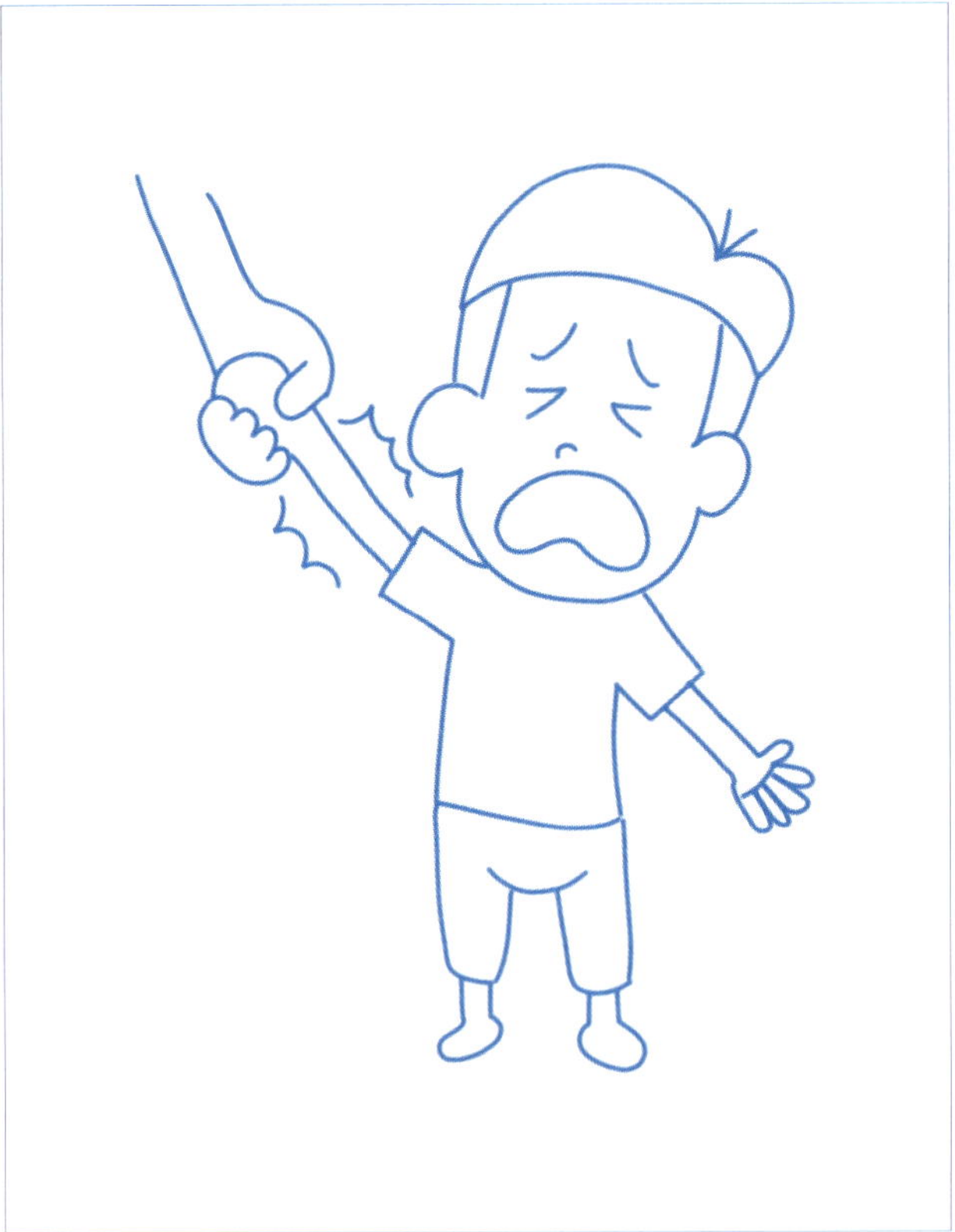

かたまり育児のヒント

力持ちパパの
「腕を引っ張り上げる遊び」は注意!

28 腕（肘）が抜けた

男の子より女の子に多い

「肘内障《ちゅうないしょう》」とは、俗にいう「腕（肘）が抜けた」、という状態です。

5～6歳以下に発生頻度の高い、子どもにはよくあるケガの一つです。統計的には**右手より左手に多く、男児より女児に若干多く発生**します。

小さな子どもたちは肘の靭帯《じんたい》と骨がまだしっかりと固定されていません。そのため、軽い力が加わっただけで関節が外れやすい特徴があります。

肘内障になってしまうきっかけとして、

- 急に強く手を引っ張る
- 強く手をつく
- 腕を振り回すような激しい遊びをする

このようなものが挙げられます。**腕を引っ張り上げるような遊びや、「もう行くよ！」と腕を引っ張ったりする**と肘内障になってしまうことがあるので注意しましょう。うちもよくやるので注意します。

- 腕を引っ張った後や手をついた後に急に泣き出す
- 腕を動かさなくなり泣いている

このような場合は肘内障が考えられ、抜けた関節を元に戻してあげることが必要なため、かかりつけ医を受診しましょう。

自然整復といって何もしなくても元に戻ることもあります。自然に元通り動かせるようになったのであれば、受診は必要ないですが、**数日は再発しやすい**といわれているので注意が必要です。

ここがポイント

- **6歳くらいまでの子どもはすぐ腕抜けますよ！**
- **数日間は特に再発に注意。**

～パンダのお薬豆知識③～

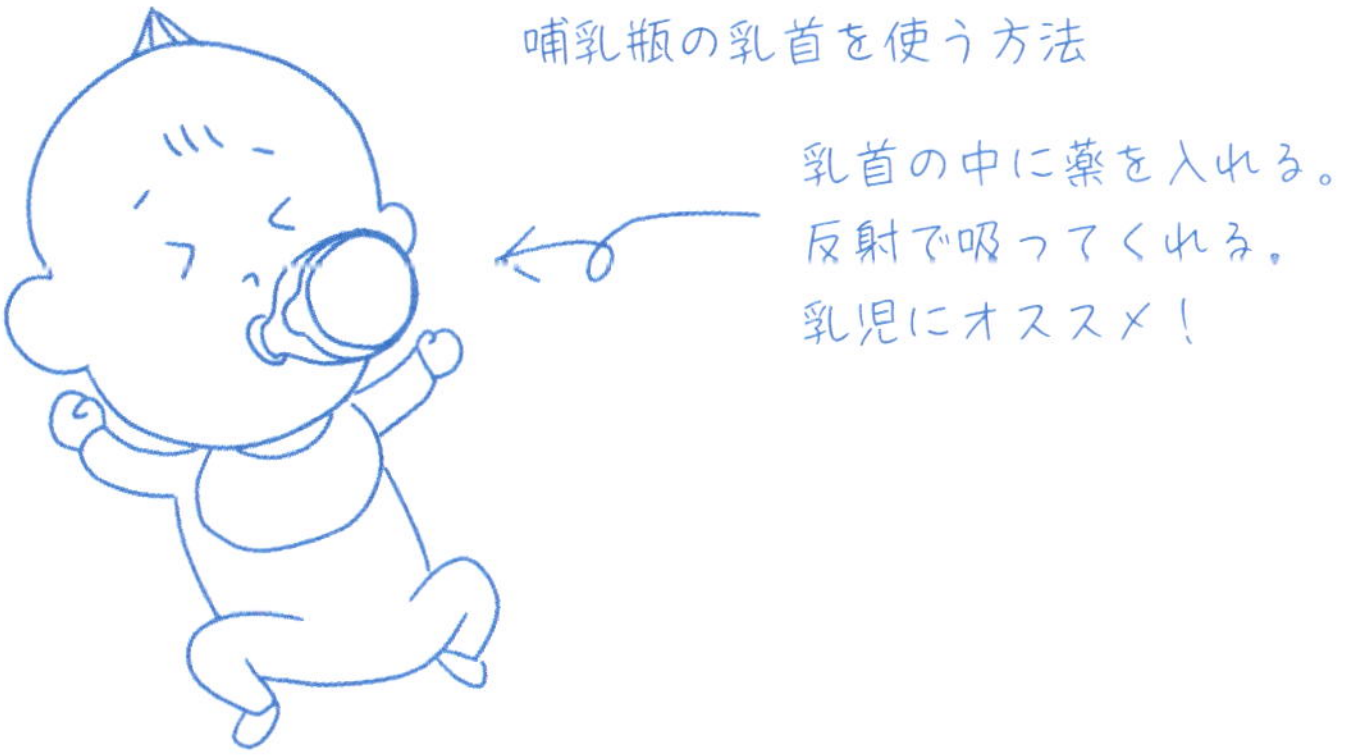
哺乳瓶の乳首を使う方法
乳首の中に薬を入れる。
反射で吸ってくれる。
乳児にオススメ！

29

鼻血

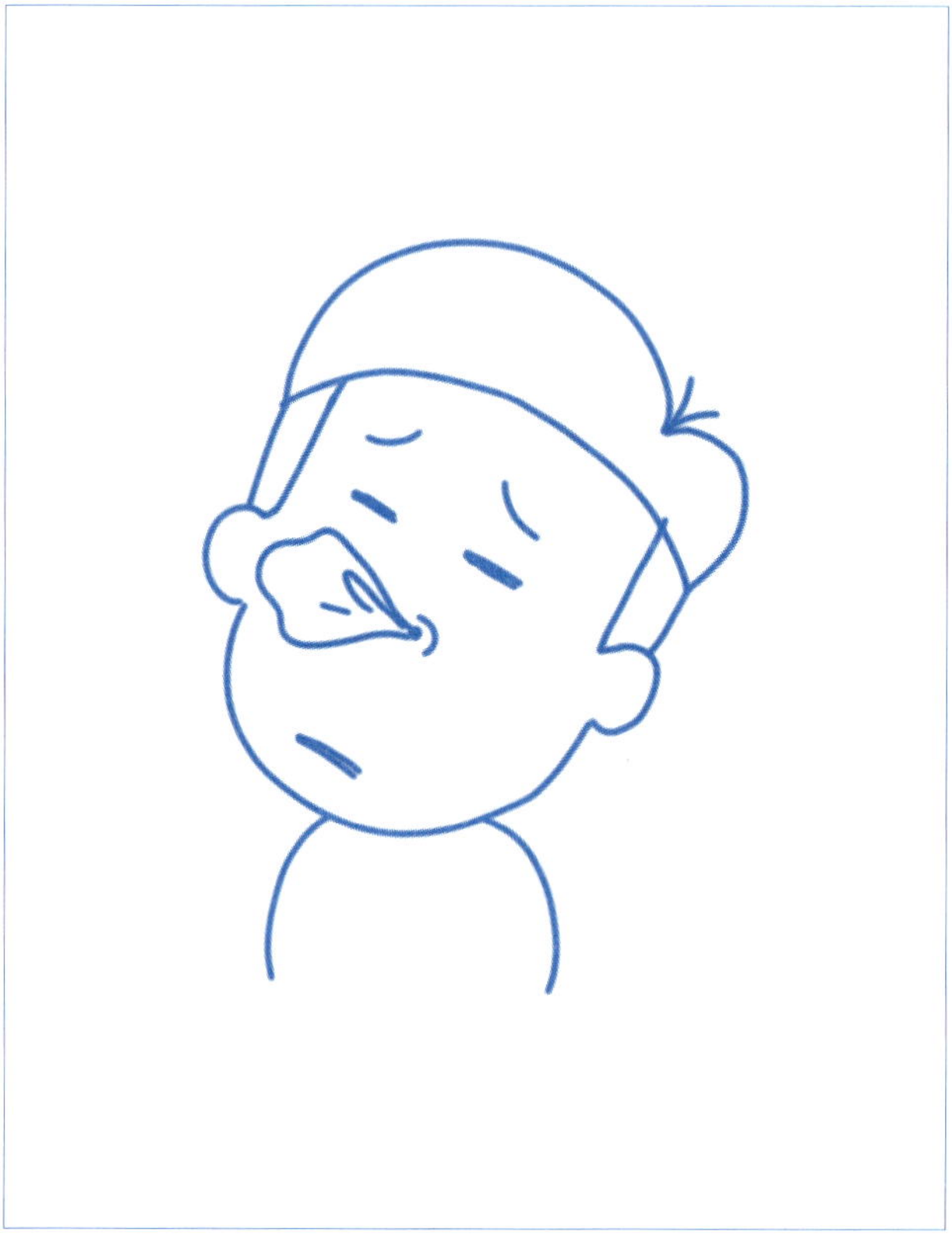

かたまり育児のヒント

「ママ／パパが持ってるはず」と思わず、
親たるもの
鞄に大量のポケットティッシュを。

鼻血にも効く「圧迫」

子どもはしょっちゅう風邪をひきます。
風邪をひいたり鼻水が増えると、粘膜が弱くなり、鼻血が出やすくなります。
つまり、子どもは鼻血を出しやすい。

怪我の際と同じで、出血時の対応は基本一緒です。そう、**「圧迫」**です。
直接鼻をギュッと押さえるでも良いですが、お勧めはティッシュで**鼻栓を作って（鼻の中にティッシュが全て入る栓にしてしまうと、取り出せなくなってしまうのでご注意ください）、鼻栓を入れた状態でその上からしっかりと押さえる方法**です。

- 10分しっかり圧迫しても出血が止まらない
- 顔色が悪くなってきた

このような場合はかかりつけ医を受診しましょう。

ここがポイント

・鼻血も怪我と一緒！　まずは圧迫止血。
・出血量が多く、顔色が悪い時は受診を！

vol.4

ある日の連絡帳
ボクの百裂拳

家での様子	
睡眠	時　　分 〜 時　　分
排便	あり（　　時）　　なし
朝食	時 内容（　　　　　　　　）
検温	（　　　　）℃

複数のボタンがあると、両手を使って連打します。
連打の仕方がケ〇シロウ並です。今日も我が家のケ〇シロウをお願いします。

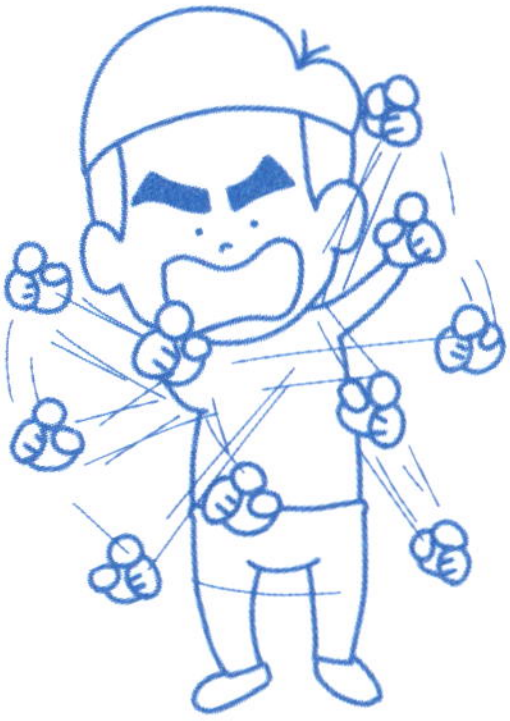

実際のところ…

エレベーターやタッチパネルなど、行く先々のありとあらゆるボタンを押しまくってしまう息子。

それはもういろんな人に謝らないといけない。しかしながら、彼の顔が真剣で必死すぎて、「もしかしたらなにか使命感のようなものが彼の中にあるのかも？」「修行中なのかも？」とふと思いました。

そう考えると、息子が正義のヒーローに見えてきました。

30

誤飲

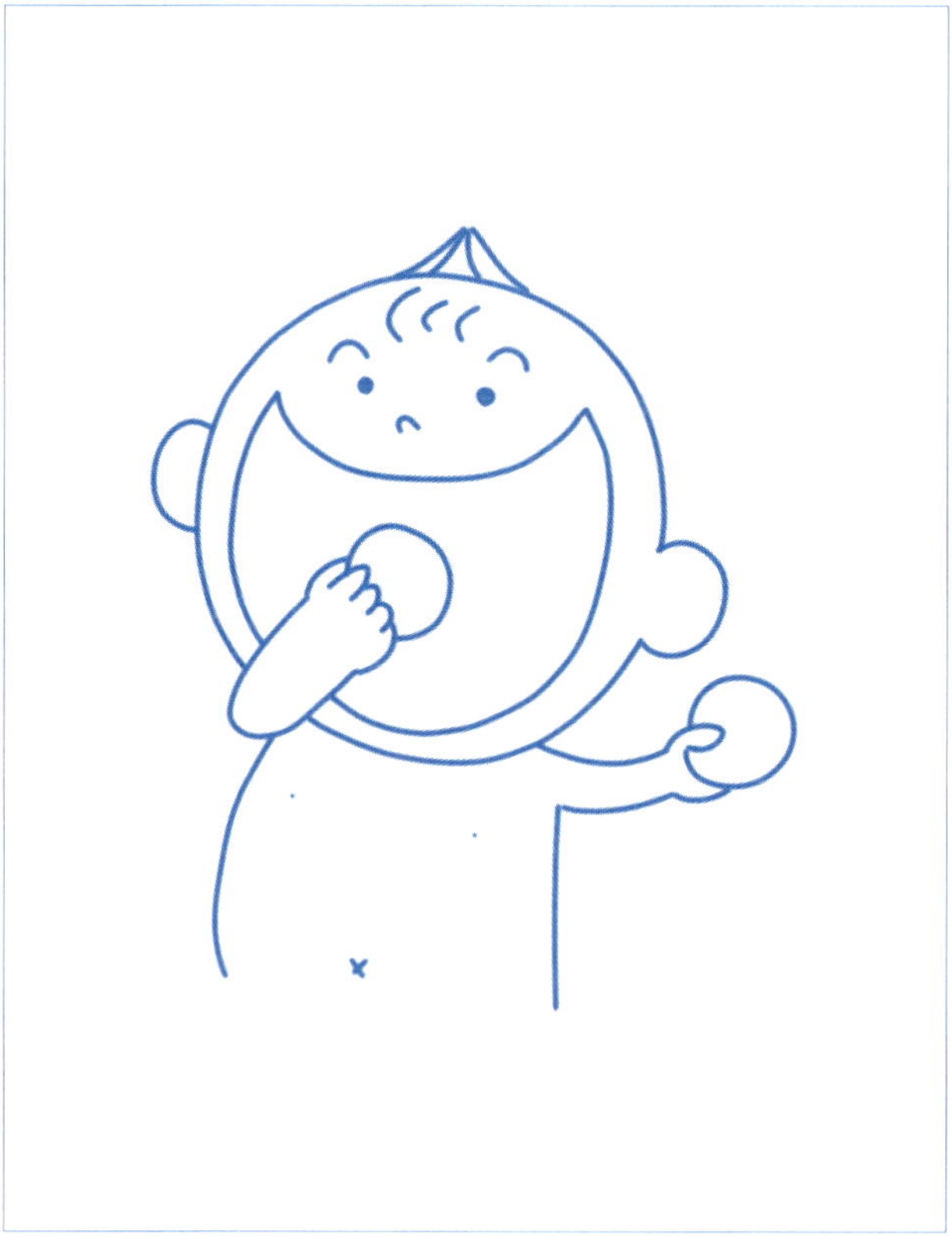

かたまり育児のヒント

最大の予防は手の届くところに置かないこと！
ハイハイが始まる前に、
夫婦で置き場の見直しを。

何でも口に入れる子ども

子どもたちはありとあらゆるものを口に入れますよね。

4～5歳までの子どもたちは、五感の発達がまだ未熟なため、様々なものを口に入れて遊んだりその感触を確認します。

この時期に多いのが誤飲《ごいん》という事故です。3～4歳の子どもの口の大きさは直径3～4センチなので、4センチ以下のものには注意が必要です。**一般的なトイレットペーパーの芯の穴の大きさが4センチです。あの中を通るものは誤飲の危険性があります。**

飲み込んでしまうと非常に危険なものもあります。**まずは予防です。**

前述したように直径4センチ以下のものはたとえおもちゃであっても置かないことをお勧めします。誤飲で多い事例を紹介します。

少量であればあまり心配しなくてよいもの

紙	しっかり飲み込んだのを確認できるのであれば自宅で様子見で大丈夫
クレヨン	「食べられるクレヨン」系のものでなくても主成分は「ろう」なので心配不要
水彩絵の具	中毒性の心配はないのでご安心を。※油絵の具は誤飲したら病院へ
粘土	小麦アレルギーの子は小麦粘土には要注意！　すぐに受診を
シャボン玉の液	毒性低い。自宅で様子見でよし
膨らむビーズ	大きく膨らむようなものは、お腹の中で詰まってしまう可能性があるので注意が必要
石鹸	毒性低いので問題なし！
シャンプー	石鹸に同じ！
シリカゲル（乾燥剤）	消化管から吸収されないため、ほぼ毒性なし

少量なら心配ないと書きましたが、嘔吐を繰り返したり、ぐったりするような場合には速やかに受診をしましょう。

すぐに受診した方がよいもの

ボタン電池	特にリチウム電池は電圧が高いので注意！
2個以上の磁石	磁石同士がお腹の中でくっつき、その間に胃や腸などの臓器が挟まれると穴が開くことがあり大変危険
くぎ、がびょうなど鋭利なもの	言わずもがな危ないです
タバコ	子どもの誤飲事故の中で最も多いのがタバコの誤飲。子どもにとってタバコ1本に含まれるニコチンの量が致死量に
香水	アルコール成分が高濃度で含有されます。5ミリリットル以上飲んでしまった場合は受診を
油絵の具	中毒を起こす可能性あり！

防虫剤（しょうのう・ナフタリン）	毒性がかなり強い！　カケラでも食べたら何も飲ませずに受診！
★ガソリン、灯油	どういうシチュエーションでこれらを飲むのか想像できませんが、危険です
★マニキュア、除光液	身近な化粧品の中で最も毒性が高いため危険！　その他の化粧品は少量なら大丈夫！
★塩素系漂白剤	少量でも粘膜が爛《ただ》れてしまうほど危険です。胃酸と混ざり有毒ガスが発止する危険もあります
★濃度の高い酸性、アルカリ性洗剤	少量でも粘膜が爛れてしまいます
★乾燥剤（生石灰《せいせっかい》）	水に触れると熱を発するので食道や胃、腸をやけどしてしまう可能性があります

これらのものは飲み込んだ、もしくはその可能性がある場合、速やかに受診をする必要があります。**★がついているものに関しては、吐き出す際に気管に入ると、化学性の肺炎を起こすことがあるので絶対に吐き出させてはいけません。**

ここがポイント

・子どもの口の大きさはトイレットペーパーの芯と同じ！
・誤飲が起きない環境づくり&危険なものは知っておこう！

第2章

小児科看護師が教える家族との関わり

ママの悩み　編

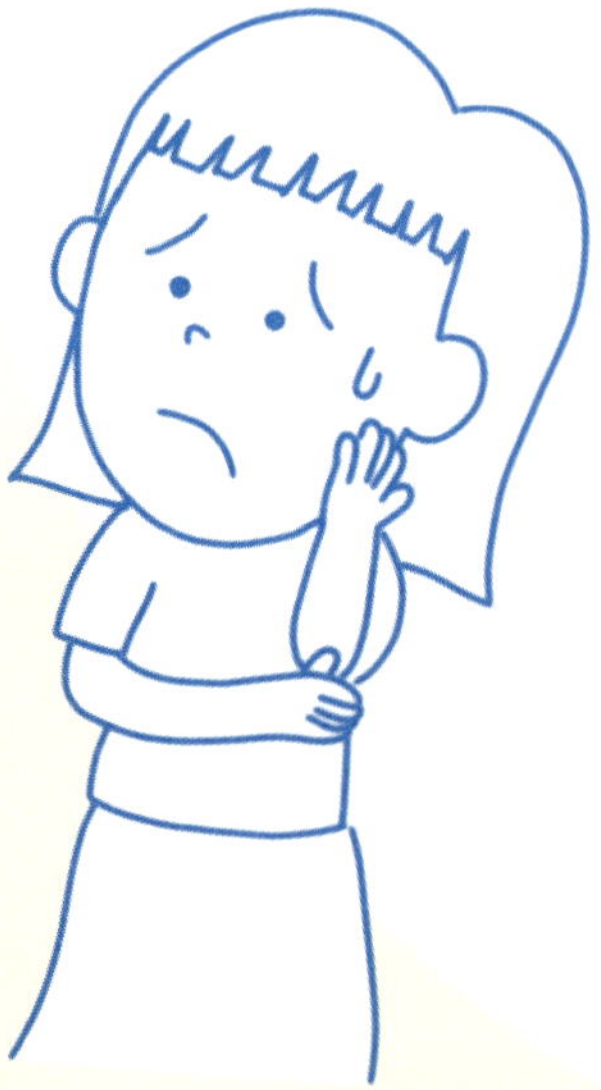

ママにはママの、パパにはパパの悩みがあります。

ここではママの心に秘めたお悩みと、
それについての考え方や解釈の仕方、
ママとしてこれから生きていくための
少し心が軽くなるヒントを書いていきます。

そしてここで書く内容はパパによーーーーく見てほしい。
パパへのメッセージがたくさん詰まった内容となっております。
パパさん！　要チェックです!!

31

パパが何もしてくれない

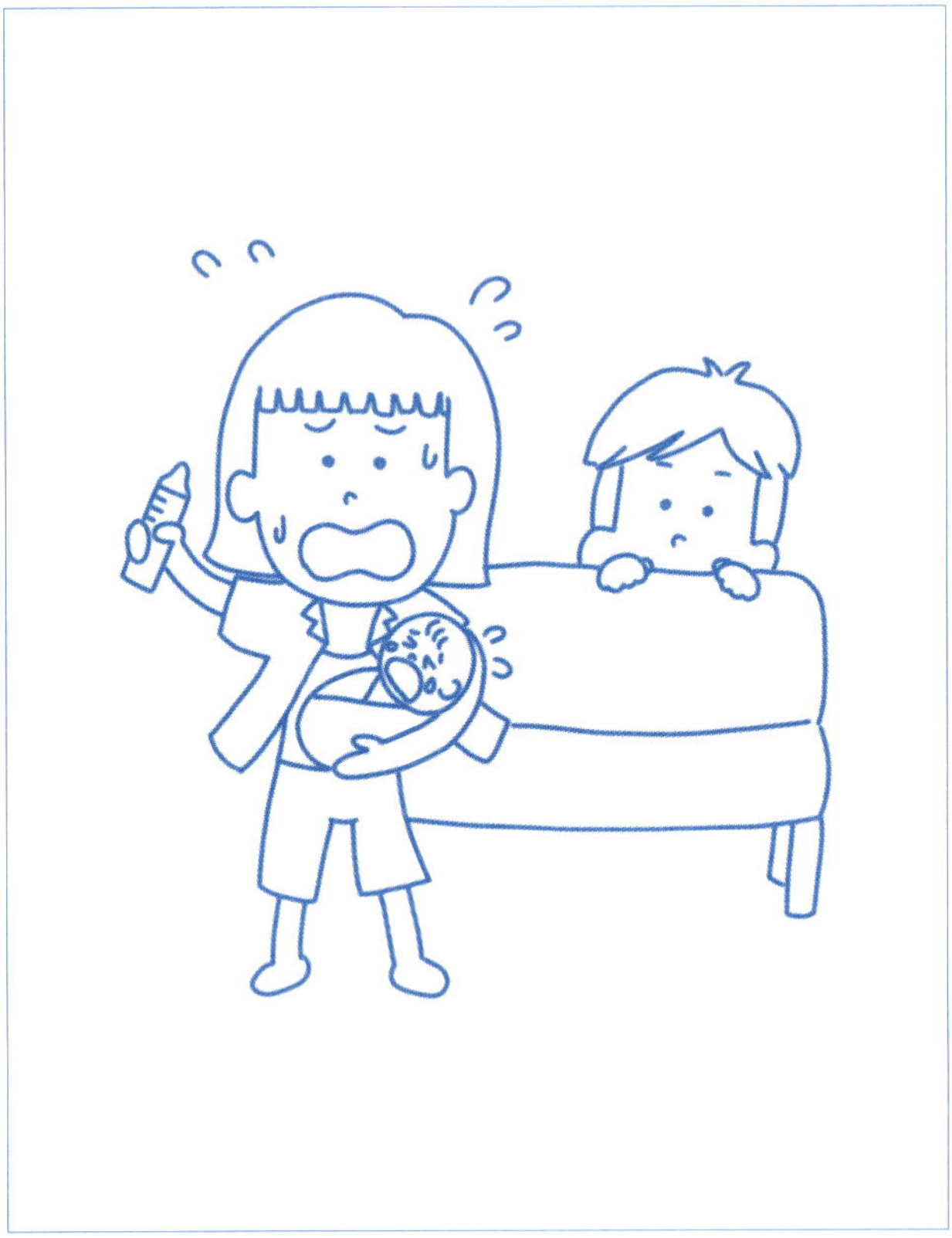

かたまり育児のヒント

育児以外の「やることリスト」も
共有してこそ、真のかたまり。

「やっていないわけではない」のに……

「パパが何もしてくれない」。こういったママの訴えは非常に、非常によく聞きます。中には「もう諦めている」とか、「そもそも期待していない」とか、「パパも子どもの一人」なんておっしゃる方も少なくない。SNSでママの大変さを嘆きながら、パパの批判ともとれる内容を発信される方までいらっしゃる。

子育てをしながら仕事をしている母親の割合は、この20年で57%から76%に増えています。4組中、3組のママが仕事をしている。そのような状況で、パパの家事育児分担割合は1〜3割程度というご家庭が多数だそうです。

パパさん、この状況をどう考えますか？

私はね、むちゃくちゃ悔しい。馬鹿にすんなよ、って思います。

ただ、やらなければいくら悔しいと思っていても結果は同じです。パパにはパパの言い分があることは十分にわかります。なんたって私もあなたと同じパパですから。「やらない」ではなく「やれない」ことも、「やっていないわけではない」ことも。

でもそれじゃダメなんです。知らなければならないことがあります。

実はこんなにある！「名もなき家事」

パパさん、あなたは職場で1日どれだけのタスクをこなしていますか？　5個？　10個？　もしかしたらもっとかもしれません。

ではパパさん、ママがお家でどれだけのタスクをこなしているか知っていますか？　ある有名人の方が「名もなき家事」をリスト化しました。その数はなんと驚愕の211個。**ママたちは日々200以上のタスクをこなしているんです。**控えめに言って化け物です。さすがに同じだけの量のタスクを毎日職場でこなしているパパさんはいないと思います。

そしてもう一つ知っておいてほしいこと。それは、実はママはその200を超えるタスクの全てをパパにやってほしいわけではない、ということ（全てやってほしいと思っている人もいるかもしれませんが（笑））。

大切なのは**「気づくこと」**と**「伝えること」**です。当たり前になっていることが当たり前ではないことに気づいてください。そして気づいたら伝えるんです。できるだけ具体的にありがとうを。

「お家をキレイに保ってくれてありがとう」
「洗濯してくれてありがとう」
「洗い物もありがとう」
「いつも子どもたちを守ってくれてありがとう」
「俺のことたくさん考えてくれてありがとう」

伝えてみてください。そして、あなたが生み出している名もなき家事をご自身で片付けてみてください。

ここがポイント

- 感謝を「口に出す」。これ大事。
- 自分が生み出した「名もなき家事」は自分で片付けを。

32

いつもママが責められる

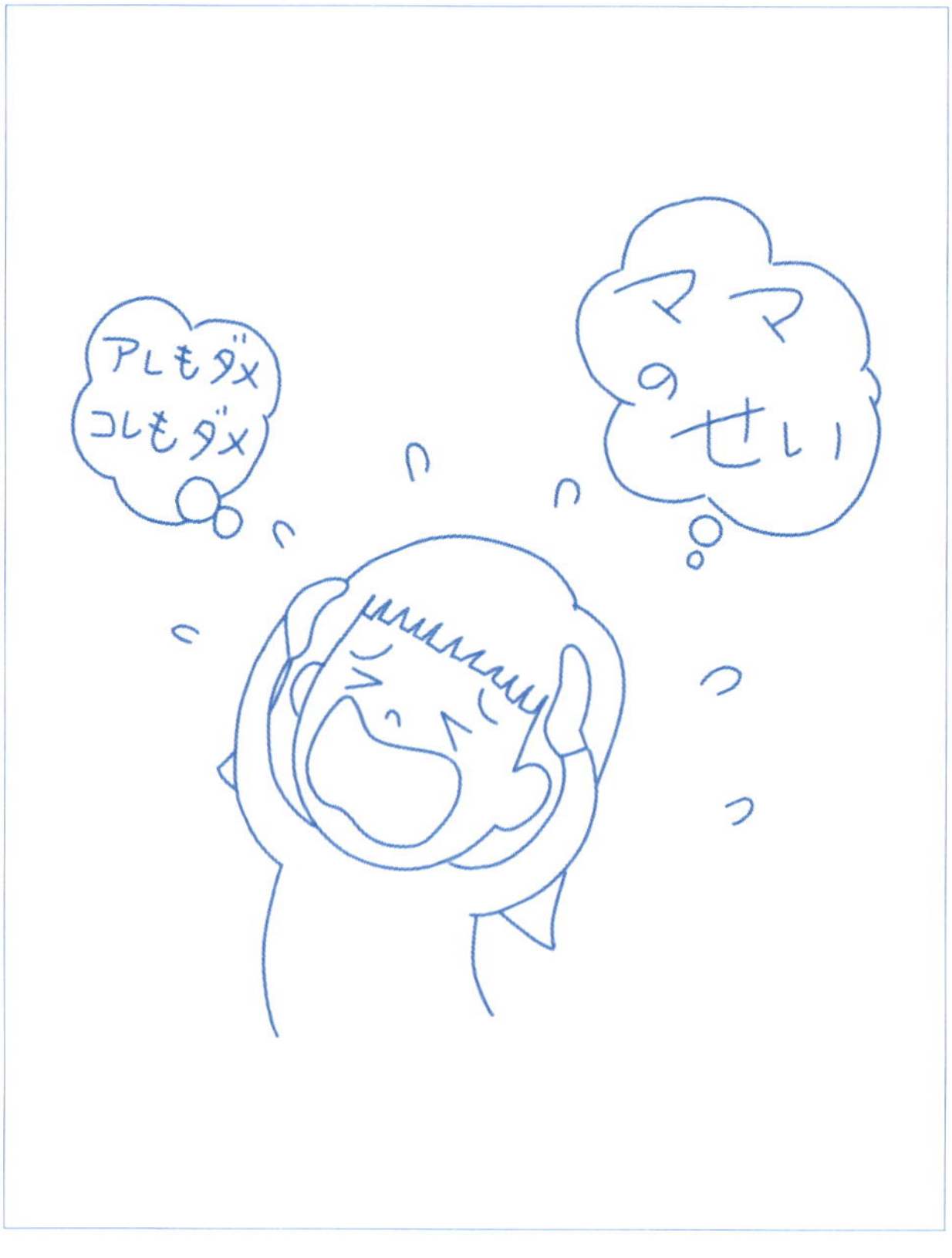

かたまり育児のヒント

「今日こんなこと言われてさぁ」

嫌なことはパパ（ママ）に伝えて半分こに！

誰かのチクチク言葉に胸が痛んだら

「あなたがしっかりしていないから、子どもが言うことを聞かないのよ」
「子どもに何かあったらママの責任」
「躾《しつけ》ができていない」
「発達障害は親の育て方のせい」
「仕事ばかりしているから……」
「お父さんが……」
「お母さんが……」

こんな言葉を浴びせてくる輩《やから》がいます。そんな輩にはこう言ってやりたい。

「うるせーよ」

です。ですが、**そんな人のために心を痛める必要はありませんし、感情の無駄遣いです。**

「そんなこと平気で言っちゃう人の親の顔が見てみたいわ！」

と心の中でツッコんでください。ぷぷぷっと笑い飛ばしましょう。

「あー、この人はお腹が痛くてイライラしてんのかな？」とか、「朝奥さんに怒られたんか？」とか。

心を痛めてはいけません。

あなたが頑張っていることはあなたが一番よく知っているはずです。あなたはあなたを否定してはいけません。あなたが頑張っていること、あなたの大変さはあなたの大切な人は理解しています。

「いろんな考え方の人がいるなー」

こんな感じでいいんです。

ここがポイント

- あなたが頑張っていること、あなたが一番に認めてあげよう。
- チクチク言葉には、かたまりでバリアを！

vol.5

ある日の連絡帳
筋肉BOY

家での様子	
睡眠	時　　分　～　　時　　分
排便	あり（　　時）　　なし
朝食	時 内容（　　　　　　　　）
検温	（　　　　）℃

力が強くなってきました。「行きたくありません」モードに入ると大変です。

幻覚でしょうが、ムッキムキに見えることがあります。

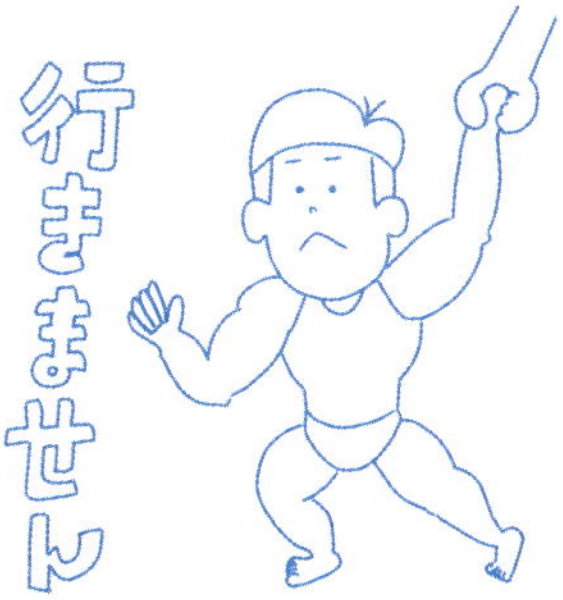

実際のところ…

エレベーターやお店の前から微動だにしませんからね。大変です。無理やり連れて行こうとすると、絶叫です。絶叫の末吐くこともあります。買い物なんぞ、一生進みません。

こちらも「ムキーーーーーッ」一歩手前です。こんな時は、「怒る」ではなく「ツッコむ」を選択します。この時は「いや、きんに君のパワー！」とツッコミました。「地蔵か！」とかでもよかったですね（笑）

皆さんぜひ声に出してツッコんでみてください。一呼吸置くことができます。一呼吸置けると、少しだけイライラが抜けますから。

別の視点で物事を見るきっかけになりますから。

33

子どものことが可愛いと思えない

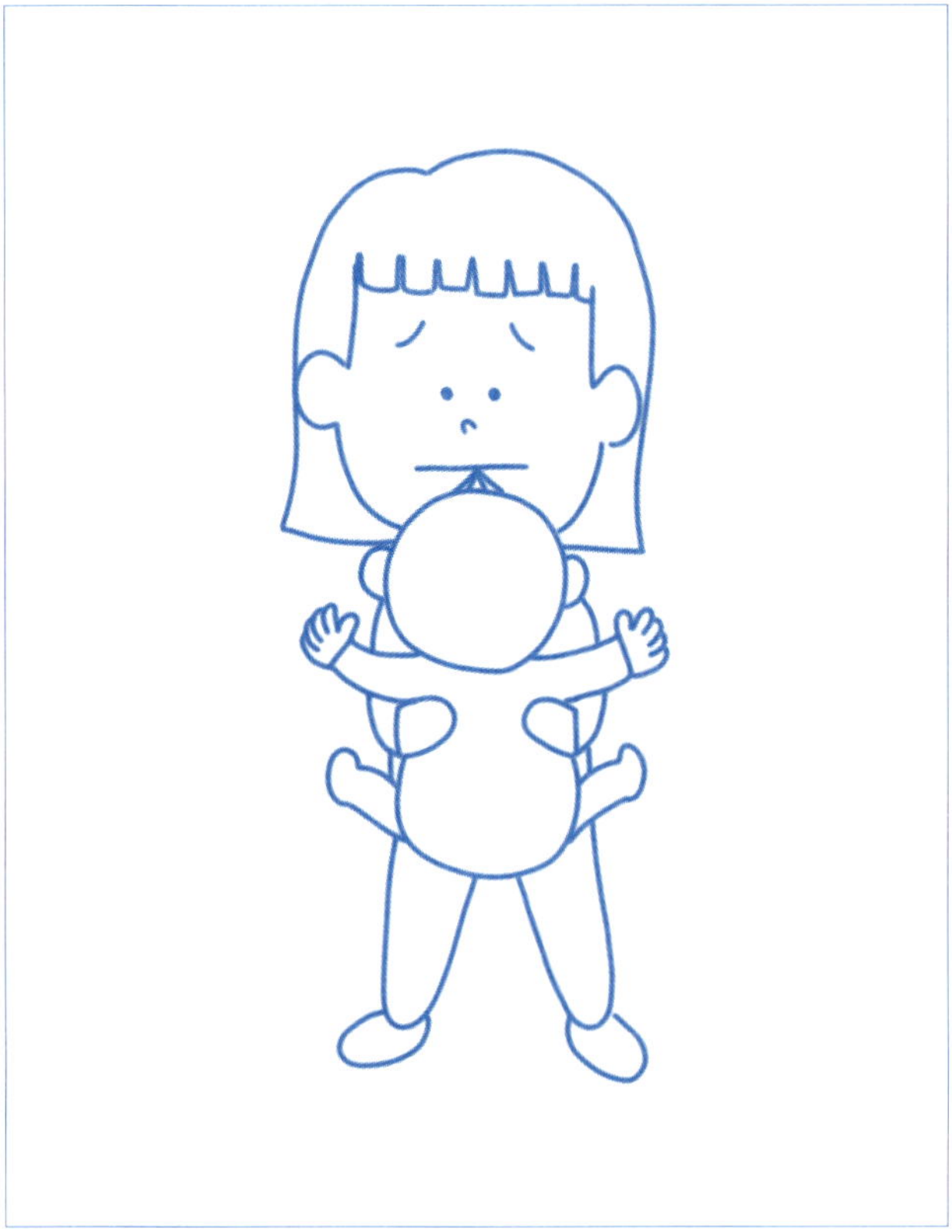

かたまり育児のヒント

時には子どもと離れて
リラックスすることも大切。
一時保育など地域のサービスともかたまりに。

大丈夫、大丈夫

母親は子どもを愛するもの。愛する本能を備えているもの。

……という母性神話が日本には根深く残っています。確かに多くの人が、生まれてきた子どもに対してなんの疑問もなく「可愛い」「愛おしい」と思う。でもそうではない人もいます。ていうか、次男は可愛いけど長男は……みたいな人はいっぱいいるし、「あの頃は可愛かった」みたいなのもよく聞くでしょ？　それと一緒です。

みんながみんな、産まれた瞬間から子どものことを可愛いと思えるわけではない。かくいう私も、二人の息子が産まれてすぐに「きゃわいぃ〜〜〜っ!!」とはなりませんでした。「怖い」と思った。

「子どものことが可愛いと思えない」という人はもしかしたら、子育てというものをよく想像していて、現実的に捉えているのかもしれませんね。

いろんな親がいますが、一つ言えるのは、子どもをつくったということには責任が伴うということです。**「可愛いと思わなければならない」という義務はありませんが、「可愛がる」**

という義務はあります。精一杯可愛がってやってください。

ここがポイント

・「子どものことが可愛いと思えない」人は、子育てにきちんと向き合えている人。

パパから見た育児

昨今、「パパの育児参加」「ママの育児負担軽減」といった取り組みや調査が盛んにされるようになってきました。

一人のパパ目線でこれに物申すと、

「なぜ、父親は育児をしたくない前提で話が進んでいるのか？」

です。

私は今まさに、この本を書きながら、直接的に育児に参加することができていません。妻の育児の悩みを聞くことができていません。仕事中も育児に参加することができていませんし、その時々で妻が抱えている悩みをリアルタイムで聞き、負担を軽減するなんてことも、もちろんできていないわけです。さらに、自分の子どもが日々どんな成長や変化を遂げ、何を感じて過ごしているのかを見ることはできません。可能であれば妻や子どもたちのそばにいて、その場で相談に乗り、一緒に考え、子どもたちの成長を一番最初に自分の目で見たい。

私は常にそう思っています。

これまでいろんなパパたちと出会ってきましたが、同じように考えているパパたちは少なくない。それを一括りに「育児に参加したくない」と捉えてほしくないのです。

あなたのお宅のパパはどうでしょう？　私と同じように、「本当は育児をしたい！」と思っていませんか？　私が出会ってきたパパたちと同じように、「本当はママの育児の悩みを聞いて解決したい！」と思っていないでしょうか？

勝手な決めつけでパパに「しない人」「したくない人」とレッテルを貼ってしまっていませんか？

これは、パパにも同様のことが言えます。

「小言を言っている」

「すぐに怒られる」

なんて、ママの言葉を安易に解釈して、ママにレッテルを貼ってしまっていないでしょうか？

お互いに相手がどういった理由や状況でその言動に至っているのか、わかろうとしているでしょうか。

夫婦なんてものはあくまで他人です。お互いにどんなことを考えているのか、よくよく聞いてみてくださいい。そして、その際には一度、「なるほどなー」と口に出して言ってみてください。相手の感覚や考えを認めるように努めてみてください。

いろんな考え方ができる両親。それを子どものために話し合い、共有できる両親。むちゃくちゃ素敵じゃないですか。お子さんもきっと「かっこいいパパとママ」と思ってくれるはずです。

パパの悩み 編

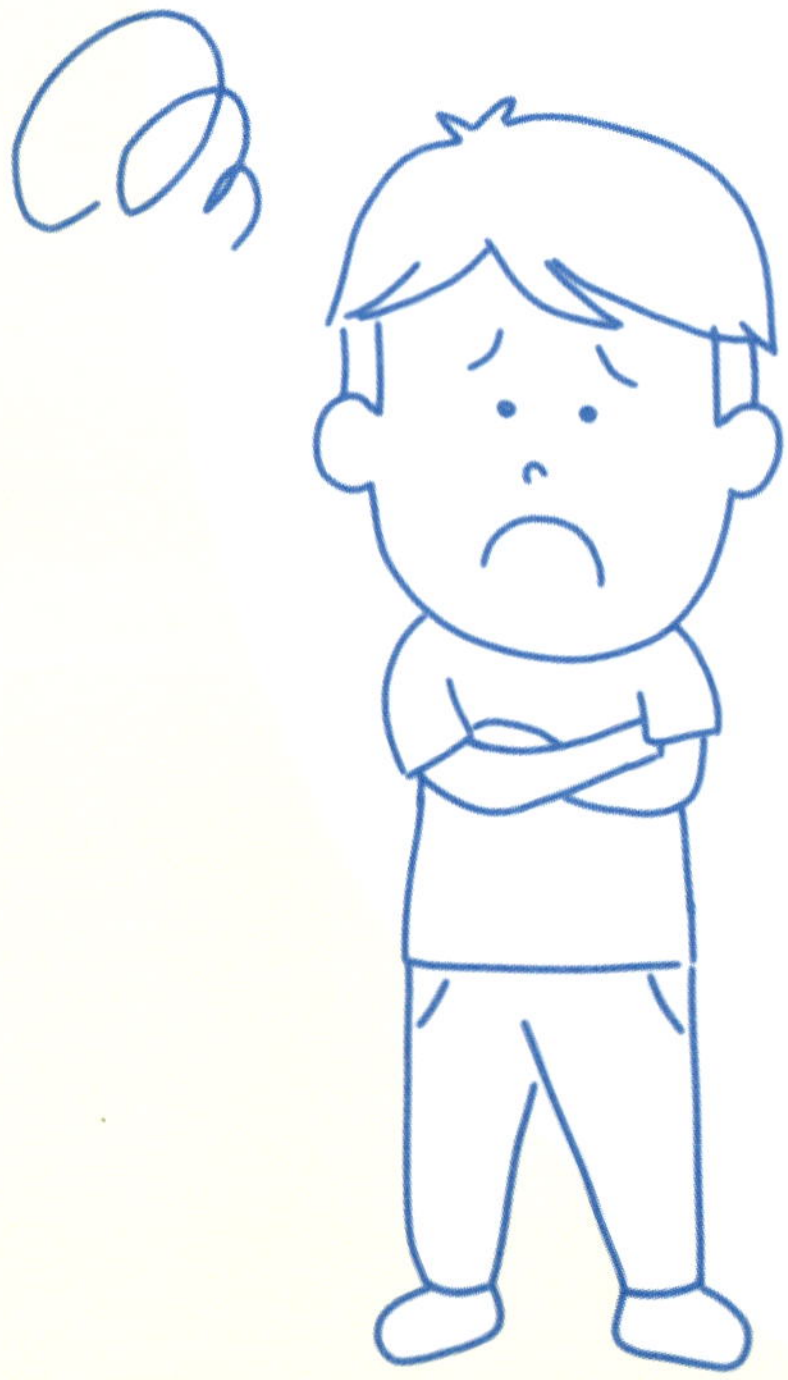

一見、
子育てについて何も悩んでいなさそうな我々パパですが、
実はちゃんと悩みを抱えています。
私が代表してパパの悩みをここに記します。

ママに、
ママオリジナルの悩みがあるように、
パパにも、
パパオリジナルの悩みがたくさんあります。

ここは、ママに読んでほしいママへのメッセージが詰まった編です。
パパという生き物を共有します。

34

子育てに参加したくないわけじゃないけど……

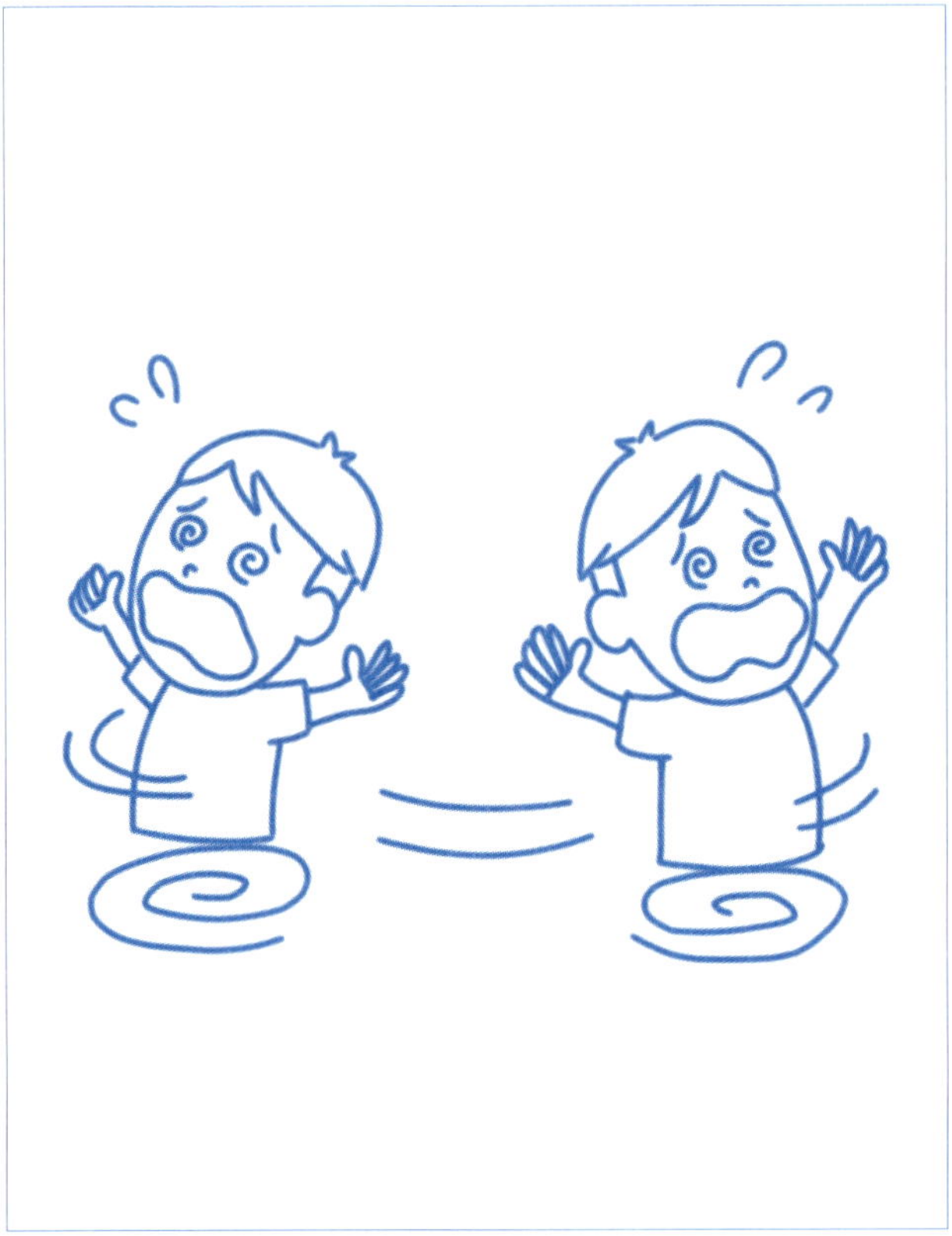

かたまり育児のヒント

「見よう見まね」って実は結構難しい。
思い切ってママに聞いてみよう!

パパにはパパの悩みがある

「ママの悩み編」の中に、パパが何もしてくれないというものがありましたが、パパにもパパの悩みがあります。男性という生き物は、意固地で臆病な生き物です。大方そうです。

「子育てに参加したくないわけじゃないけど……」の「……」の部分には、

「怖くて何したらいいかわからないのよ」

「恥ずかしくてママに聞けないのよ」

が入ります。ね、そうでしょ？　パパ。でもね、ママ、

そういうもんなんよ。

ママがイライラしてしまうように、パパはビビってしまうんです。それを理解しておいた方がいい。**ママが「何イライラしてんの？」って言われるとさらにイライラしてしまうように、「何ビビってんの？」とか「何でやらないの？」とか言われるとさらに何もできなくなっちゃいます。**

そして、パパに協力要請した後は、どんな結果になろうと「助かったー」と言ってやって

ください。それだけで我々パパは心救われます。お願いします。

それからパパ、ママはあなたが思っているより、あなたのこと理解してないですよ。しっかり伝えないと。**「わかんないから教えてほしい」「どうやったらいい？」ちゃんと伝えてちゃんと協同してください。**じゃないと子どものことも、家族のこともわからなくなってしまう。

たまに息子の保育園に行くとね、息子の自宅での様子や今好きなこと、嫌いなこと、困っていることなどなど聞かれることがあるんです。

その時に気づくんです。「あ、俺なんにも答えられないわ」って。自分の子どものことなのになにも知らないんです。情けなくて堪らなかった。

そうならないためにも、恥ずかしさなんぞ捨てて、もっとママとかたまってください。

ここがポイント

・パパは、わからないことはどんどんママに聞こう！
・ママは重箱の隅をつっつかない。

～パンダの寝かしつけ①～

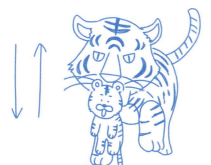

生後6か月頃までは
特に縦揺れがgood。
「輸送反応」ってやつです。
縦揺れをすると
赤ちゃんは本能的に
「じっとしなきゃ」と思います。
野生の本能を利用するのです!!

35

ママの機嫌が悪い

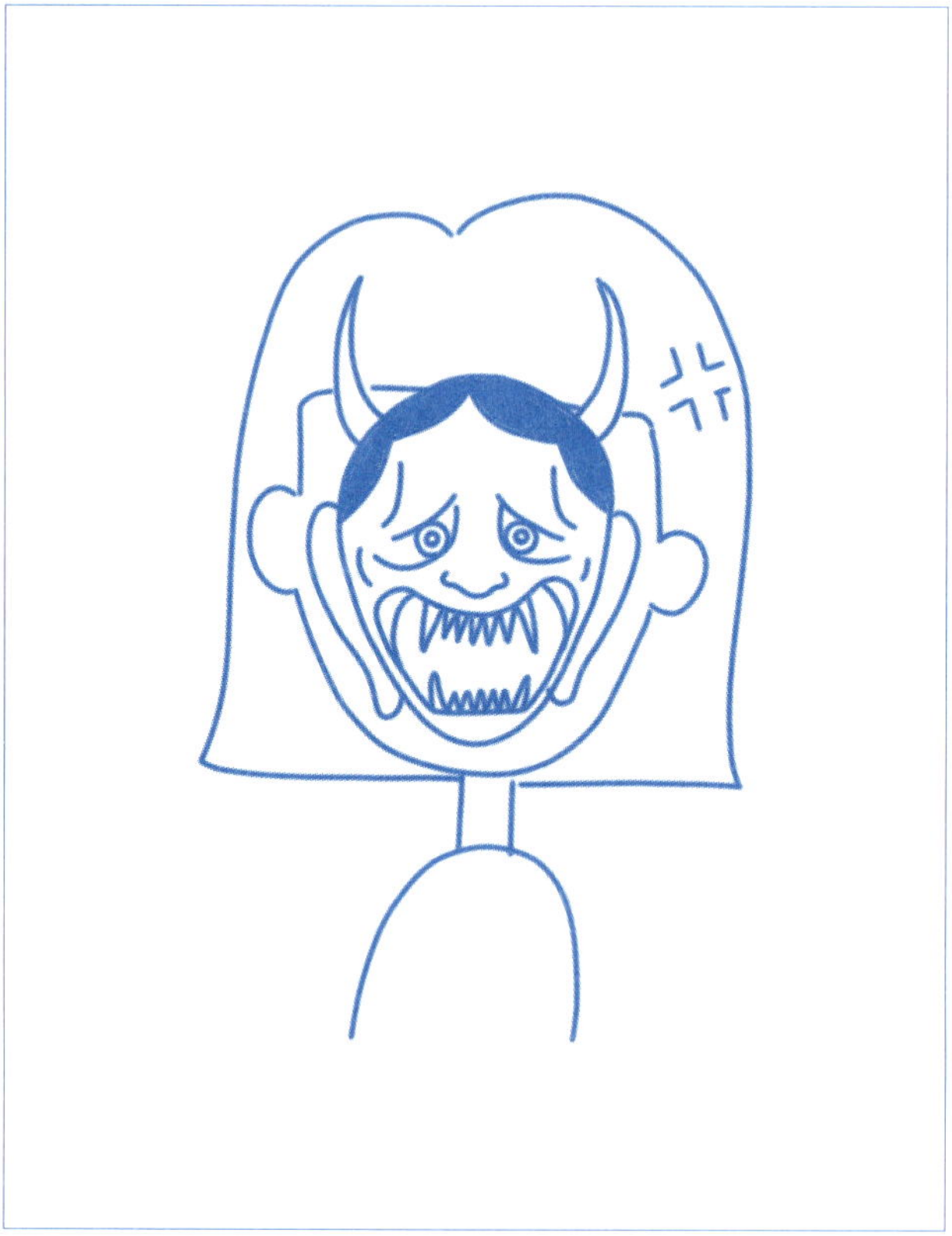

かたまり育児のヒント

子どもが恐がっていますよ
その夫婦ゲンカ。
イライラ返しはぐっとこらえて！

割り切ることも大切

女性という生き物は男性には理解できない部分が非常に多い。
女性の心や身体は、とても複雑で単純で、非常に繊細でダイナミックで、時に情動的で時に論理的です。我々男性のように簡単ではない。
ここを理解しようと思うとなかなかに難しい。女性自身もわかっていないことも多い。
ママの機嫌が悪い。これについてはこう考えましょう。

そういうもんなんよ。

これは決して「馬鹿にしている」とか、「見下している」とか「諦め」とかいったものではないです。色々あるんすよ。この理由を一つずつ勉強してもいいのですが、むちゃんこ難しいし、理由がないこともあるし、時間もかかる。**だったら「そういうもん」と割り切ってママの近くにいて話を聞いたり、子どものおむつを替えたり、感謝を伝えたり、ママが少し休める環境をつくってあげる方がよっぽどいい。**

安心してください。我々パパが何もしない（前項参照）というのも間違いなくママがイライラしている原因の一つですが、それが全てではない。私たちのせいだけではない。
明日には、きっとご機嫌になってます。

ここが
ポイント

・今、できそうなことをやろう！

vol.6

ある日の連絡帳
脱力BOY

家での様子	
睡眠	時　　分　〜　　時　　分
排便	あり（　　時）　　なし
朝食	時 内容（　　　　　　　　　）
検温	（　　　　）℃

父と歩く時、全く真面目に歩いてくれません。特別感があって嬉しいっちゃ嬉しいのですが、体が大きくなってかなり重いので大変です。肘内障《ちゅうないしょう》も気をつけたいです。

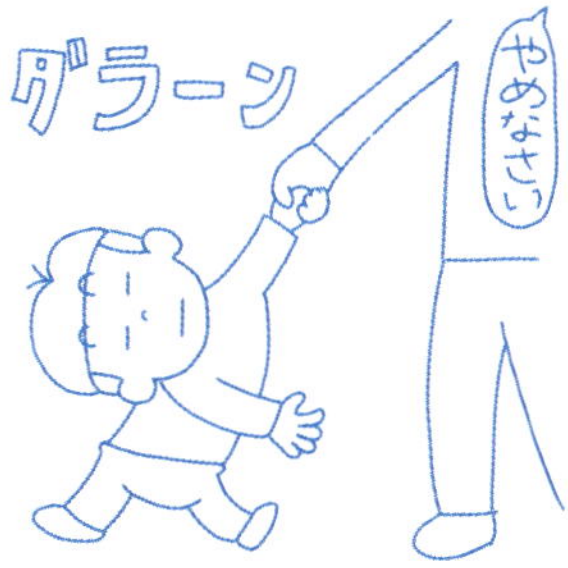

実際のところ…

登園バスのバス停まで息子と二人で行った時の出来事ですね。全然進んでくれないんです。バスの時間は刻一刻と迫っています。しかし彼はヘラヘラ笑いながらグニャングニャンに脱力しています。

最終的には抱きかかえて走りました。朝イチ汗だくおじさんです。汗だくで帰宅後、妻から「私の時はそんなんやらへんで」と。

「キターーーーーーーッ!!」ですよ。私だけの特権、ということで苦労は全てチャラにしました。

36

「ママの方がいい！」にげんなり

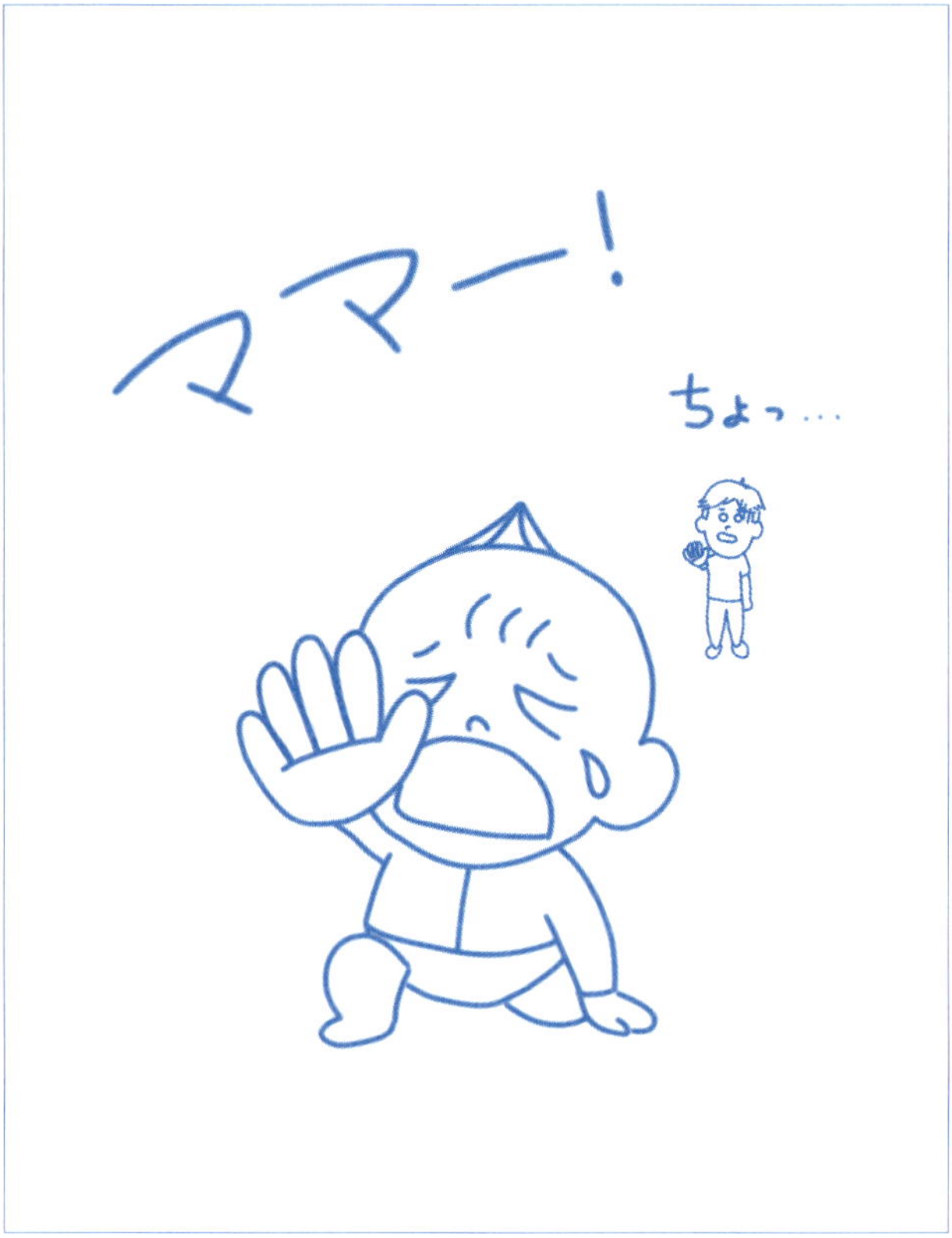

かたまり育児のヒント

「ママのほうがいい！」もあるけど、
「パパのほうがいい！」もよくある。

一緒の時間を過ごそう。結果はついてくる

いや、げんなりすな！ですよ。何をげんなりしてんねん！です。

今まさに我が家の次男坊はママにべったりで、私とは寝てくれません。

げんなりしちゃう気持ちもわからんではないですが、ママから産まれて、多くの時間をママと過ごすわけですから、ママが安心するに決まってるじゃないですか。

げんなりしている暇があれば、子どもと一緒にいてください。**一緒に遊んで、一緒に食事をして、一緒にお風呂に入って、一緒に寝てください**。パパと一緒にいる楽しさを知らしめてやりましょう！　それから一つ、子どもたちの秘密をパパに教えます。小さい声で言いますからよく聞いてくださいね。

あなたのお子さんはパパのこと、大好きですよ。

ここがポイント

・**実はパパのことも結構好き。**

嗜好品について

タバコやお酒、その他にもお茶やコーヒーなども嗜好品の一つです。

特にタバコは体に害があるので煙たがられることが多い。そして「パパがやめてくれない」みたいなママからの訴えも多い。

看護師として言います。やめましょうタバコ。良いことないです。

ただね……いやー、わかりますよ、パパ。

だって、タバコとの付き合い、むちゃんこ長いですもんね。幼馴染みたいなもんですもんね。家族との付き合いよりだいぶ長いんですから、そう簡単に離れられない。わかりますよ。

この本では「最低限これは押さえよ」をたくさん書いています。タバコに関しての最低限は、

● 副流煙は吸わせるな
● 匂いを持ち帰るな
● タバコが原因で死ぬな

です。この最低限は守ってほしい。
家族があなたにやめてほしいと言っている理由をしっかり理解しましょう。

じいじ・ばあばの迷信 編

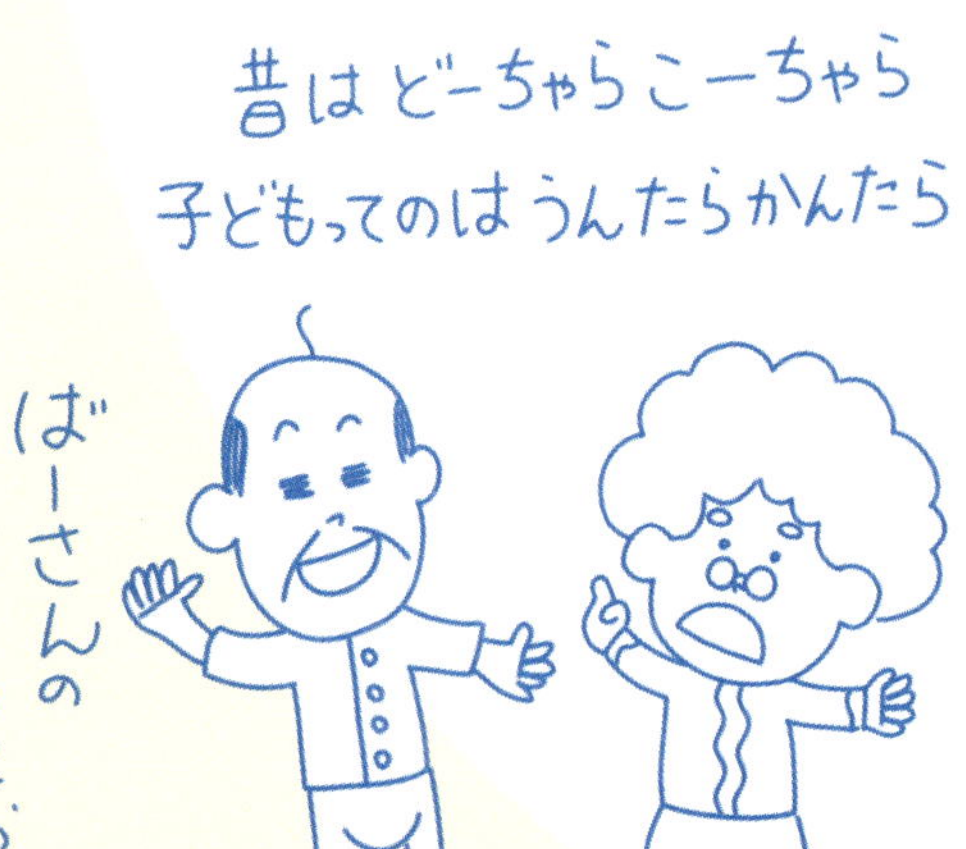

おじいちゃんやおばあちゃんが「私の時はこうだった」とか、
謎の理論をゴリ押ししてくることがよくあります。

それほんとに根拠あんの⁉

と思ってしまうことも多いですが、
実はなぜか理にかなっていることも多いんです。
一概に無下《むげ》にはできない。
じいじばあばも
私たちのためを思って言ってくれているでしょうしね。

ということでじいじ・ばあばの迷信をここにまとめます。

37

妊娠中／授乳中は薬を飲んじゃダメ？

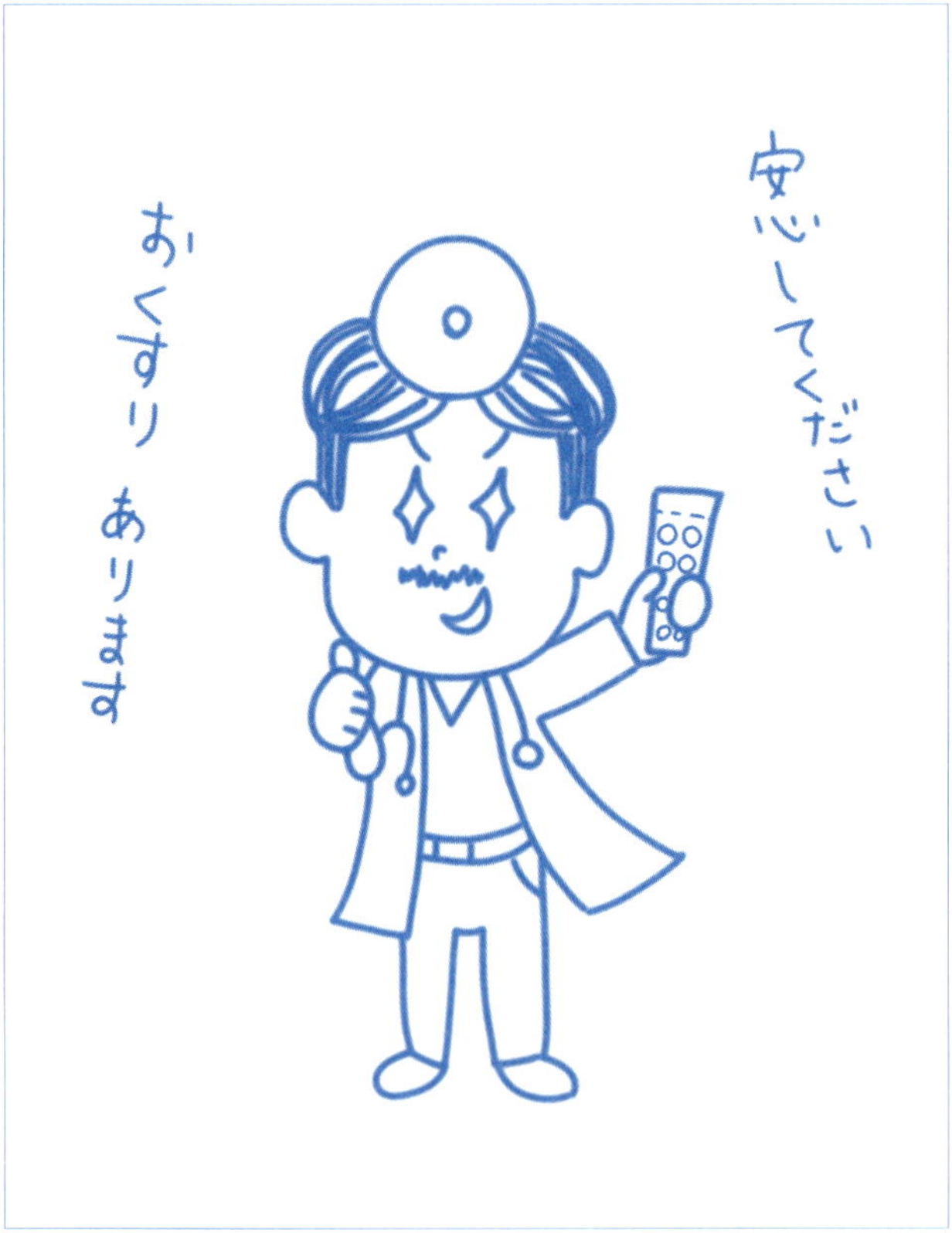

かたまり育児のヒント

「飲める薬もある」ということを
パパも覚えておこう。
ママが辛そうなら病院に行く提案を。

医師に相談して、安全な薬を出してもらおう

妊娠＝薬なんて飲んじゃダメ。という認識のママパパは少なくありません。おじいちゃん・おばあちゃん世代になると、もっと敏感な方が多いですが、それは間違いです。

確かに妊娠中に飲むとお腹の赤ちゃんに影響のある薬も一部あります。そして、おじいちゃん・おばあちゃんだけでなく、妊娠中に薬は使っちゃダメという方針の病院や医師の方も少なからず存在する。

お薬の説明書を見ると、「妊婦には慎重に投与しなければならない」旨の文言が記載してあることが多いですが、妊娠中に飲める薬はたくさんあります。

かかりつけ医に相談して、安全な薬を出してもらいましょう。気をつけないといけないのは、自己判断で薬を飲んでしまうことです。必ず医師に相談しましょう。

ここがポイント

- **妊娠／授乳中に飲める薬もあるので、無理せず医師に相談を。**
- **自己判断で飲むのはやめよう。**

38

ミルクは発達が遅れるからよくない？

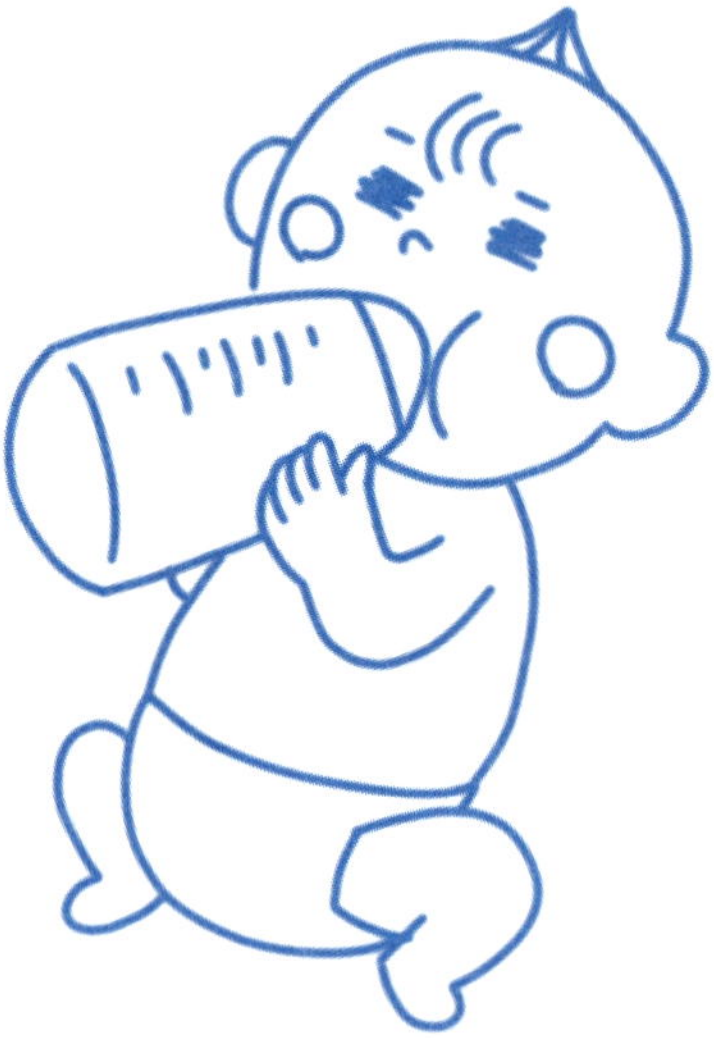

かたまり育児のヒント

誰でも哺乳できるミルクは、
かたまり育児の強い味方。

厚労省の許可を受けて販売

母乳には赤ちゃんの免疫を高める成分が入っています。

母乳栄養は赤ちゃんの健康や発達を促進させるという研究はたくさんあります。

しかしそれは、「母乳めっちゃいいで！」というものであって、**「ミルクを飲むと健康や発達に害がある！」というものではありません。**

現在、日本では6社の企業が厚生労働省の許可を受けて粉ミルクを販売しています。各社が日々改良に改良を重ねた現在の粉ミルクは、ほぼ母乳と変わらない成分が配合されている安全なものです。

ミルクは誰でも簡単にあげられるのがメリットです。ママとパパが睡眠時間を確保したり、身体を休めるためにも、うまくミルクを活用していくことをお勧めします。

ここがポイント

- **ミルクの成分はほぼ母乳と変わらない。**
- **ママとパパが元気に育児をするために、うまく活用を。**

39

おしゃぶりは癖になる？

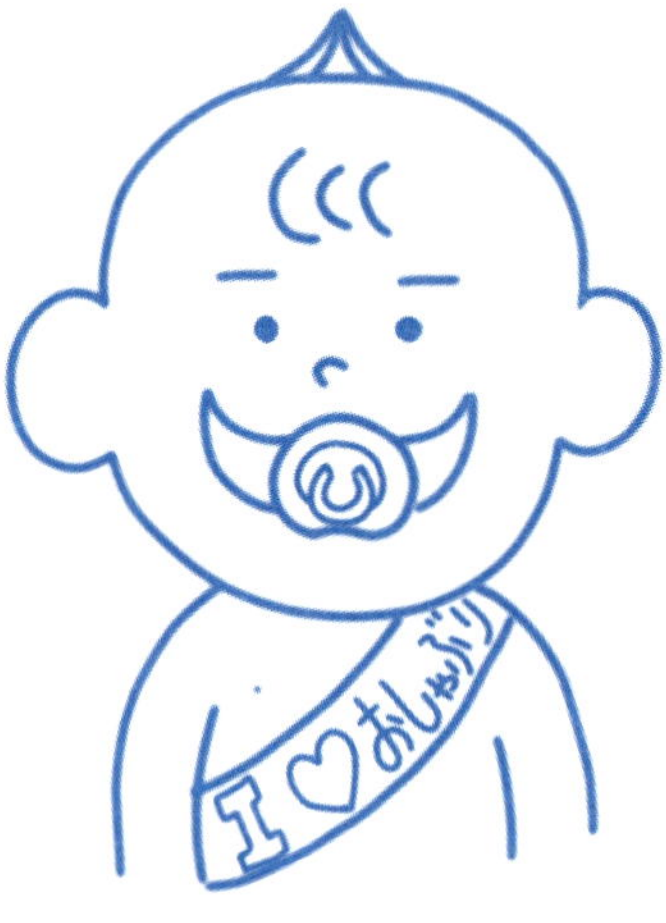

かたまり育児のヒント

可愛いし便利だけど、
使いすぎには要注意！

癖になるとどうなるのか？

「おしゃぶりは癖になる」。これ、ほんとです。

ただ、「おしゃぶり」＝「悪」という考え方はしない方がいい。メリットもあります。「癖になるとどういう弊害があるのか」を理解した方がいい。

赤ちゃんは生後4～5か月になると様々なものを口に入れ、その形状や味を学習します。おしゃぶりを咥《くわ》えている時間が長いと、**貴重な学習の機会や時間が減ってしまいます**。また、おしゃぶりを咥えさせることが日常化してしまうと、**赤ちゃんをあやす時間や触れ合う時間が減ってしまう**こともデメリットの一つです。

さらに、長期におしゃぶりを使用し続けると、**歯並びや噛み合わせが悪くなる**というデータも出ています。（指しゃぶりも同様に、長期的に行うと噛み合わせに悪い影響を与えるとされています）

寝かしつけにおしゃぶりを使用している方も多くいらっしゃいますが、入眠した後は外してやるようにしましょう。「いつまでおしゃぶりを使用していいの？」という疑問を持たれるパパママもいらっしゃいます。日本小児歯科学会では、「言葉を覚える1歳過ぎになったら常時使用しないようにする」「遅くとも2歳半までに使用を中止する」ことを勧めています。デメリットばかり説明してきましたが、落ち着くというメリットも確かにあります。どうにもできない時は使用して良いですが、まずは、その他の方法を試してみましょう。うまくおしゃぶりと付き合えるといいですね。

ここがポイント

・おしゃぶりはつけっぱなしにならないように。

vol.7

ある日の連絡帳
血みどろ兄弟

家での様子	
睡眠	時　分 〜 時　分
排便	あり（　時）　なし
朝食	時 内容（　）
検温	（　）℃

野菜ジュースが好きでよく飲んでいます。昨日、弟に紫の野菜ジュースをブチまけられ、全身に浴びていました。ただの事件でした。弟はもっと血まみれでした。

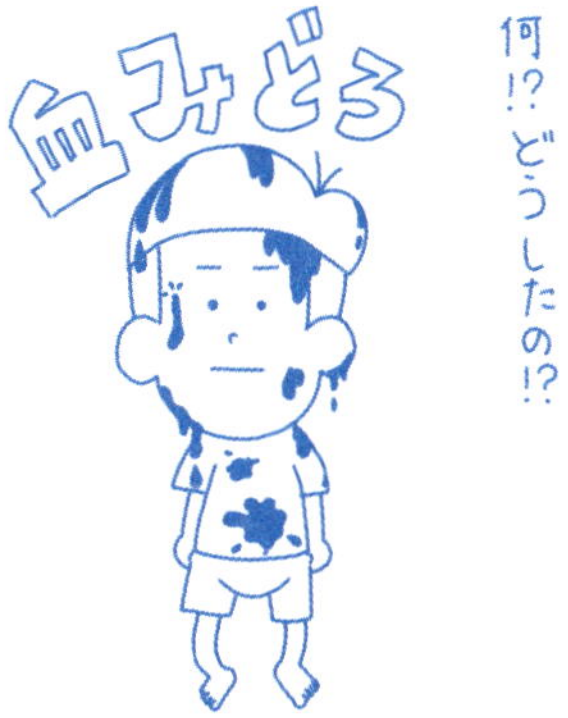

実際のところ…

ただの事件というか、普通にダメなやつです。お風呂上がりでしたし。再度入浴ですよ。テーブルも床もベッタベタです。妻も私も大絶叫でした。

が、ふと傍らを見ると、同じように大絶叫している次男が。血だらけで。そしてその横には無表情の長男が。これまた血だらけで。さて、こんな時は俯瞰です。少し客観的にこの状況を見ると頭の中に「テテテテ、テテテ、テッテーーー♪」という音楽が。サスペンス劇場です。

溢れたジュースは拭きゃあなんとかなります。それよりも、今しか味わえないこの状況を楽しむことに力を使った方が心に余白はできます。記念撮影もバッチリさせていただきました。

40

水分補給には白湯がいい？

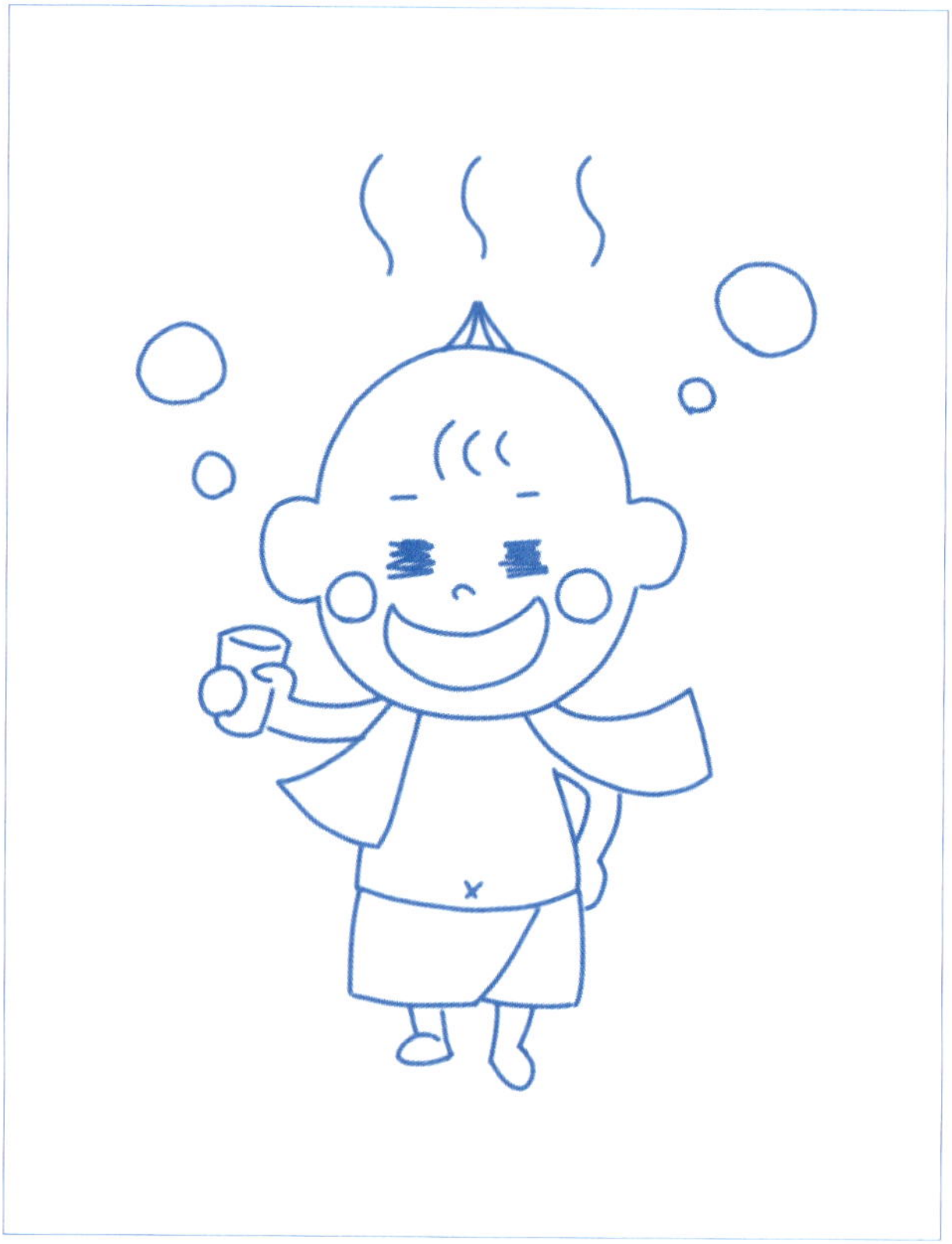

かたまり育児のヒント

哺乳回数が多くて大変な時期は、
白湯は不要！で気持ちをラクに

水分摂取は哺乳で十分

私たちの親世代では、赤ちゃんにお白湯《さゆ》を飲ませるのは結構当たり前だったようです。

現代でもお白湯を水分補給の目的で積極的に飲ませているパパママも少なくありません。

果たしてこれは正解なのでしょうか？

結論、**ミルクや母乳のみで栄養摂取している赤ちゃん（生後5、6か月未満）はお白湯を飲ませる必要はありません。**その心は！　ミルクも母乳もほぼ水分だからです。水分摂取は哺乳で十分です。

ＷＨＯ（世界保健機関）も、「生後6か月までは母乳又は人工乳以外の水分は不要」と言っています。

「お風呂上がりは体があったまっているから脱水になってしまうんじゃ⁉」

「水分摂取させないと便秘になってしまうんじゃ⁉」

など疑問に思うところですが、**お風呂上がりにも哺乳させれば良い。**便秘に関しては、赤ちゃんはそもそも腸内環境も未熟ですから、水分摂取に関わらず便秘にも下痢にもなりやすい。決して**白湯を飲ませていないから便秘になるわけではありません。**

離乳食が始まると、哺乳の回数が減りますから、相対的に水分摂取の機会が減ります。その頃になると、お白湯やベビー麦茶などでこまめな水分摂取をした方が良いでしょう。

ここがポイント

・生後5、6か月までは、母乳やミルクだけで十分。
・離乳食が始まったら、白湯や麦茶でこまめな水分補給を。

～パンダの寝かしつけ②～

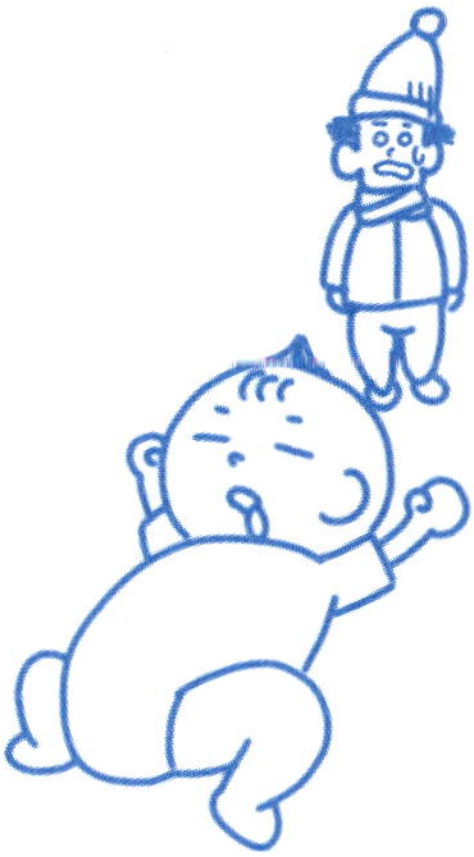

子ども（赤ちゃん）が寝やすい室温は、
大人が「涼しすぎる」と感じるくらい。
夏場だとエアコン26℃設定で、
肌着＋オムツが丁度いい。

41

泣いたらすぐに抱っこした方がいい？

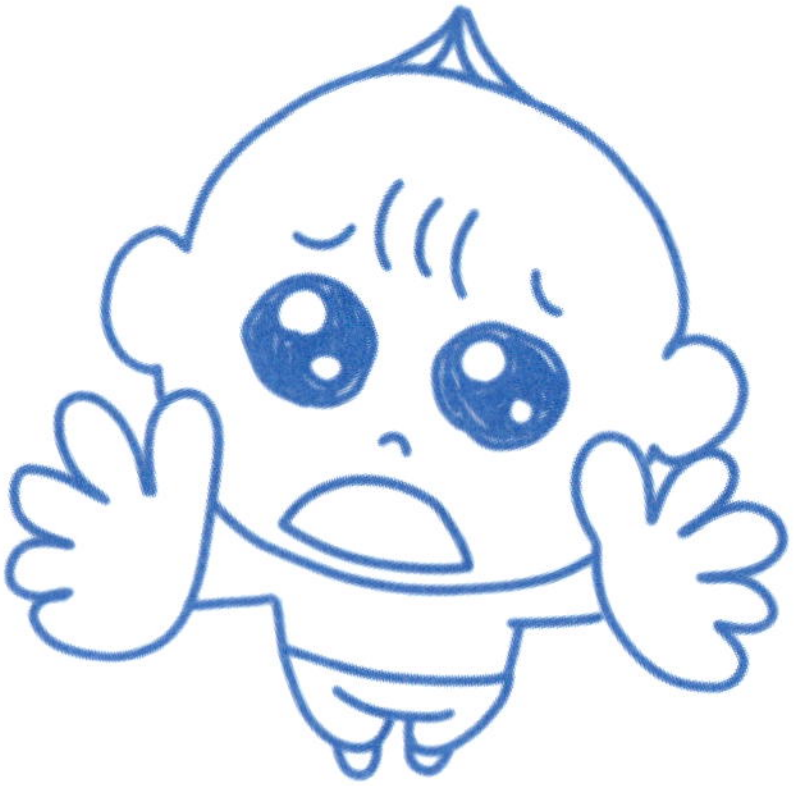

かたまり育児のヒント

パパママ、その時できる方が抱っこを！
しんどい時は
ベビーグッズにあやしてもらおう。

抱っこの密着による様々なメリット

我々日本人の「育児」を想像してみてください。

常に抱っこ紐やおんぶ紐を使って赤ちゃんを抱っこ（おんぶ）し、赤ちゃんを自分の体の一部のようにして育児する姿が想像できます。これはすごく日本（非欧米）的な子育て方法です。欧米では元々抱っこやおんぶを中心にして育てるという習慣がない国も多い。

日本のような**「自分の体の一部のように赤ちゃんを扱う」ものをベビーウェアリングといいます**。「赤ちゃんを身にまとう」。なんだか素敵な考え方だと私は思います。

赤ちゃんと体が密着することによって、リラックス効果が得られ、愛着形成の手助けとなります。また、**赤ちゃんとの密着感はパパママのストレスレベルを低減し、メンタルヘルスを向上させる**ともいわれています。おじいちゃん・おばあちゃんの言う「早く抱っこしてやりなさい！」は実は深いんです。

とはいえ、その言葉がパパママのストレスになったり、「今は抱っこは必要ない」と思ったり、「今は抱っこが自分の負担になる」タイミングだったりする場合もあります。

そんな時は**無理に抱っこする必要はないでしょう**。現代は様々な子育てグッズが簡単に入手できる時代ですから、そういったものに頼るのも大切な手段です。
時折、欧米人になってしまえばいいんです。

ここがポイント

・抱っこはパパママにもいい効果がある。
・無理は禁物。時には育児グッズを頼ってOK。

vol.8

ある日の連絡帳
ウル○ラマンBOY

家での様子	
睡眠	時　　分　～　　時　　分
排便	あり（　　時）　　なし
朝食	時 内容（　　　　　　　　）
検温	（　　　　）℃

捕まえようとすると、手でガードしながらお尻を引いて逃げようとします。ウル○ラマンを思い出します。

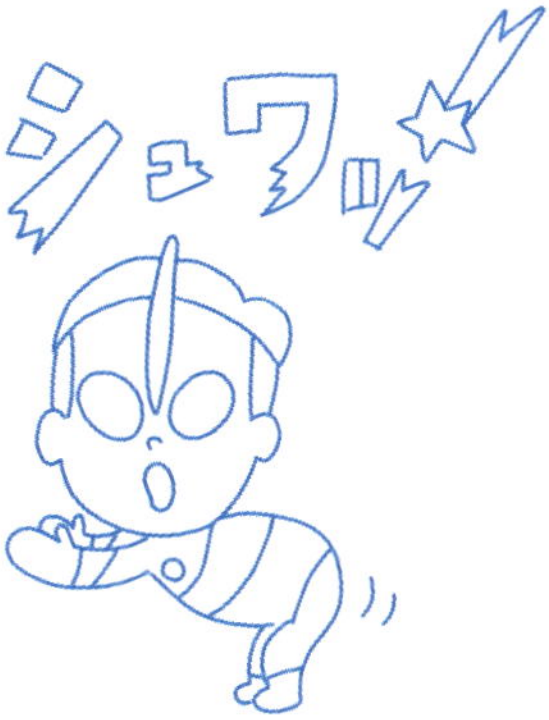

実際のところ…

パワーもついてきた上に、逃げ回り方のスキルもアップして、とても捕まえられません。周囲の方に迷惑をかけたり、危険も増える。親になるとどうしても、周りに迷惑をかけないように、とか、周りからどう思われるかを考えてしまいがちです。が、それはそんなに重要ではない。周りには頭下げればいいんです。意外と寛容に思ってくださる方も多いですよ。我が子以外の子どもたちが同じような状況だった時に寛容に受け止めてやればいいんです。そしてうちのウル○ラマンも、あなたのお宅のウル○ラマンもそのうちカラータイマーが点滅します。そのうち満足して次の楽しいことに注意が向きます。安全は確保した上で、カラータイマーが鳴るのを待ちましょう。

42

スマホは見せちゃダメ？

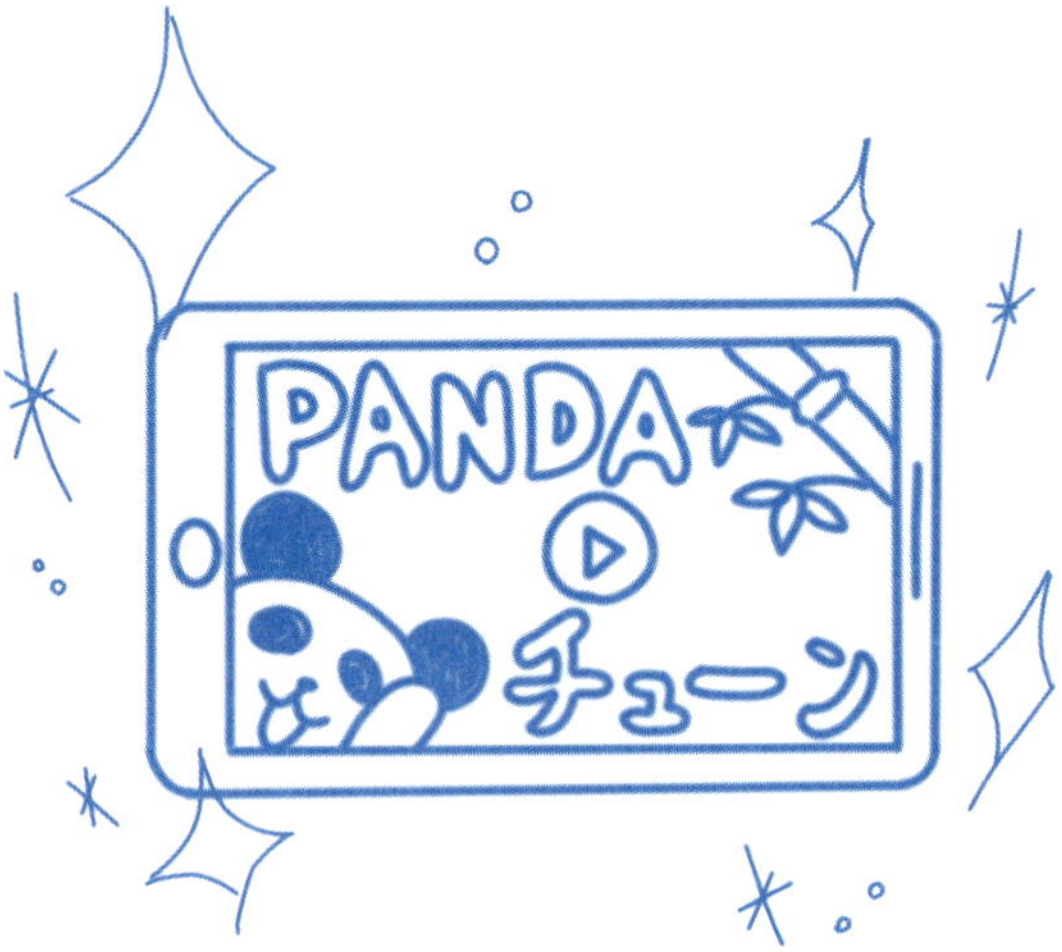

かたまり育児のヒント

「パパ（ママ）ならいつでも見せてくれる」

とならないように、ルールの共有を！

見せるときはルールを決めて

「スマホは見せちゃダメ」。これ、めちゃくちゃ言われません？　じいじ・ばあばは何を根拠にこれを言ってくるのでしょう？

たぶん根拠なんてなくて、本能だと思います。そして子育て真っ只中の我々世代も、心のどこかでそれを理解している。

「できれば見せない方がいいんじゃないか？」私も思っています。

WHO（世界保健機関）も、「2～4歳の子どものデジタル機器の使用は1時間を超えないようにすること」「2歳未満はテレビやデジタル機器を視聴させないことが望ましい」と言っています。現状はデメリットの方が大きいということです。

でもでも、大人しくしてくれるんですもん！　じっとしていてほしい時ってあるじゃないですか！

使ったらいいと思います。私も使っています。必要な場面では。ただ、**使用する以上、ルールをしっかりと設けデメリットについても理解した上で最小限にしておいた方がいい。**

特に幼い子どもは、自分自身をコントロールする方法をまだ獲得できておらず、楽しいことがあると、他のことを忘れてしまうほど入り込んでしまう未熟さを持っています。つまり、依存しやすいということです。

スマホに依存すると、視力や学力の低下に繋がったり、睡眠に障害をきたしてしまうという調査結果もあります。

時間やタイミングなど、しっかりとルールを設定して不必要に使用することがないようにすることが大切です。

ここがポイント

- 困ったら頼ってOK。
- 「見ていいタイミング」「時間」は家族全員で決めておこう。

～パンダの寝かしつけ③～

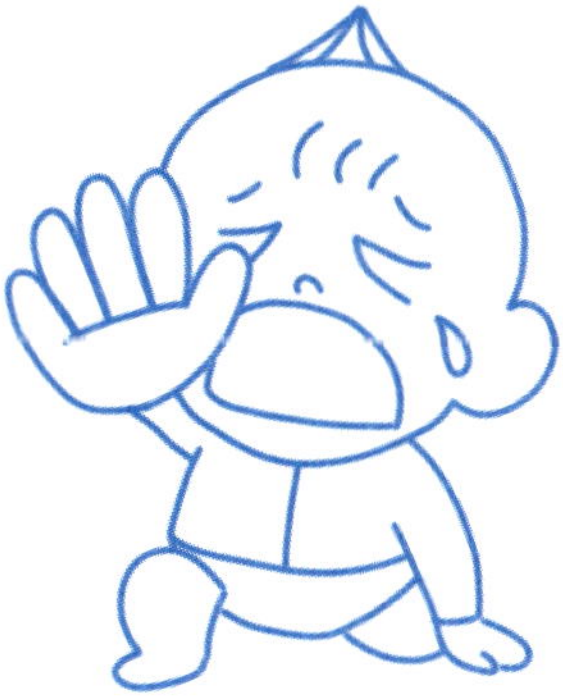

奥義!!
降参!!
ママじゃないと
ダメな時期、あります。
今まさに次男が
私の抱っこで寝てくれません。
しばらく戦いますが、
どーにもならんので降参します。
ママ、よろしくお願いします。
あとで肩揉むので。

43

甘えるから褒めちゃダメ？／叱っちゃダメ？

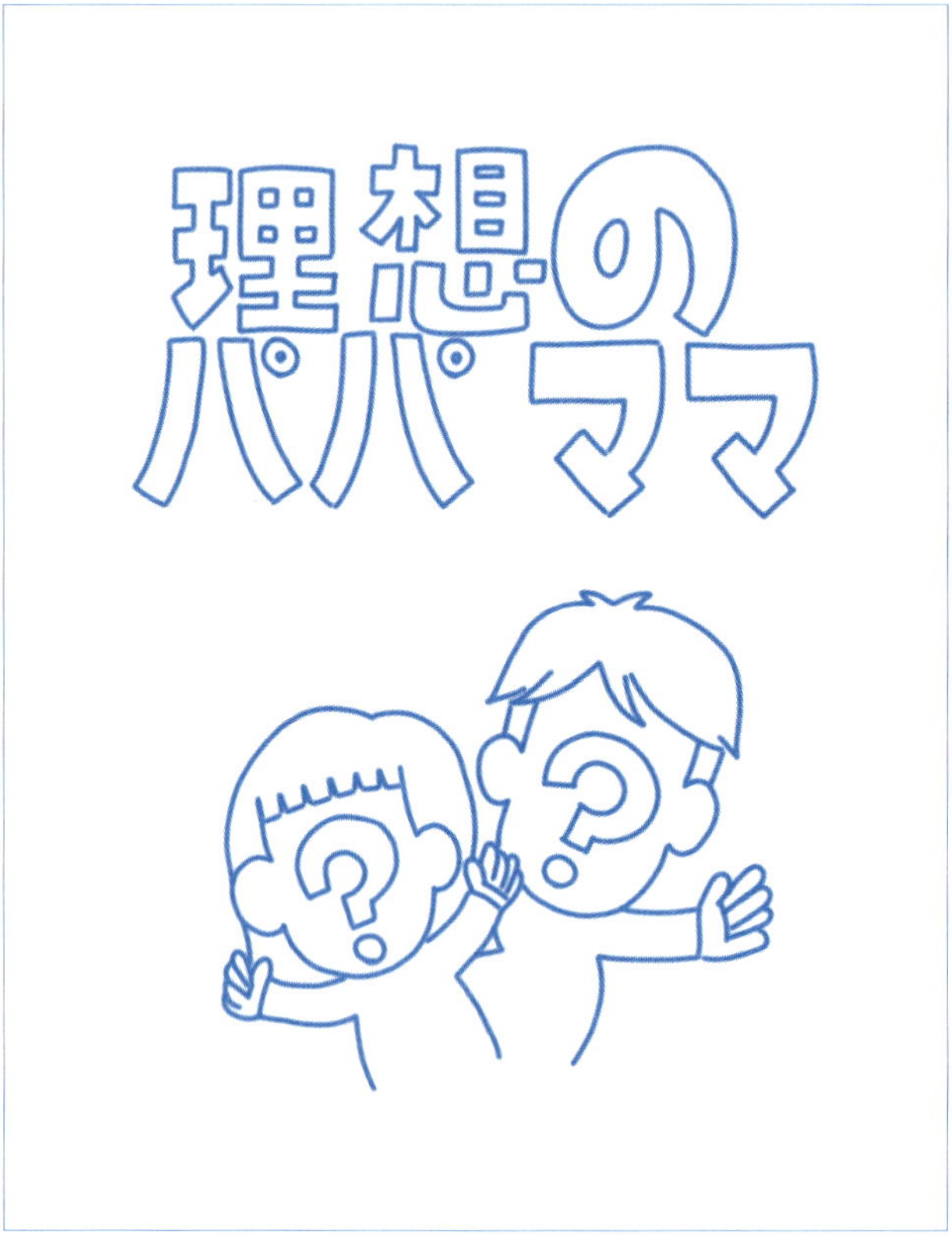

かたまり育児のヒント

「パパが怒ってママはフォロー」
のように役割を固定せず、
その時々で選び取ることが大切。

いろいろな流派があります

「褒める」「叱る」については世界中でいろーんなかしこーい人達が、あーでもないこーでもないと様々な解釈を打ち出しています。

これについてはたぶん、正解がない。褒める推奨勢も、叱る否定勢も、褒める否定勢も、叱る推奨勢も、たぶんみんな正解。ただ、そう言っちゃうと「じゃあどうしたらいいの！」となってしまう方もいらっしゃるので、少しアドバイスを。

「褒める」も「叱る」も手段でしかない。大切なのは、**どんな親になりたいか、どんな子どもになってほしいか**です。そのために、**「褒める」や「叱る」をどう利用するか**です。

ここがポイント

・「なりたい親の姿」を思い浮かべて、その時々で「褒める」のか、「叱る」のか、選び取ろう。

44

3歳までは母親が家で一緒にいた方がいい？

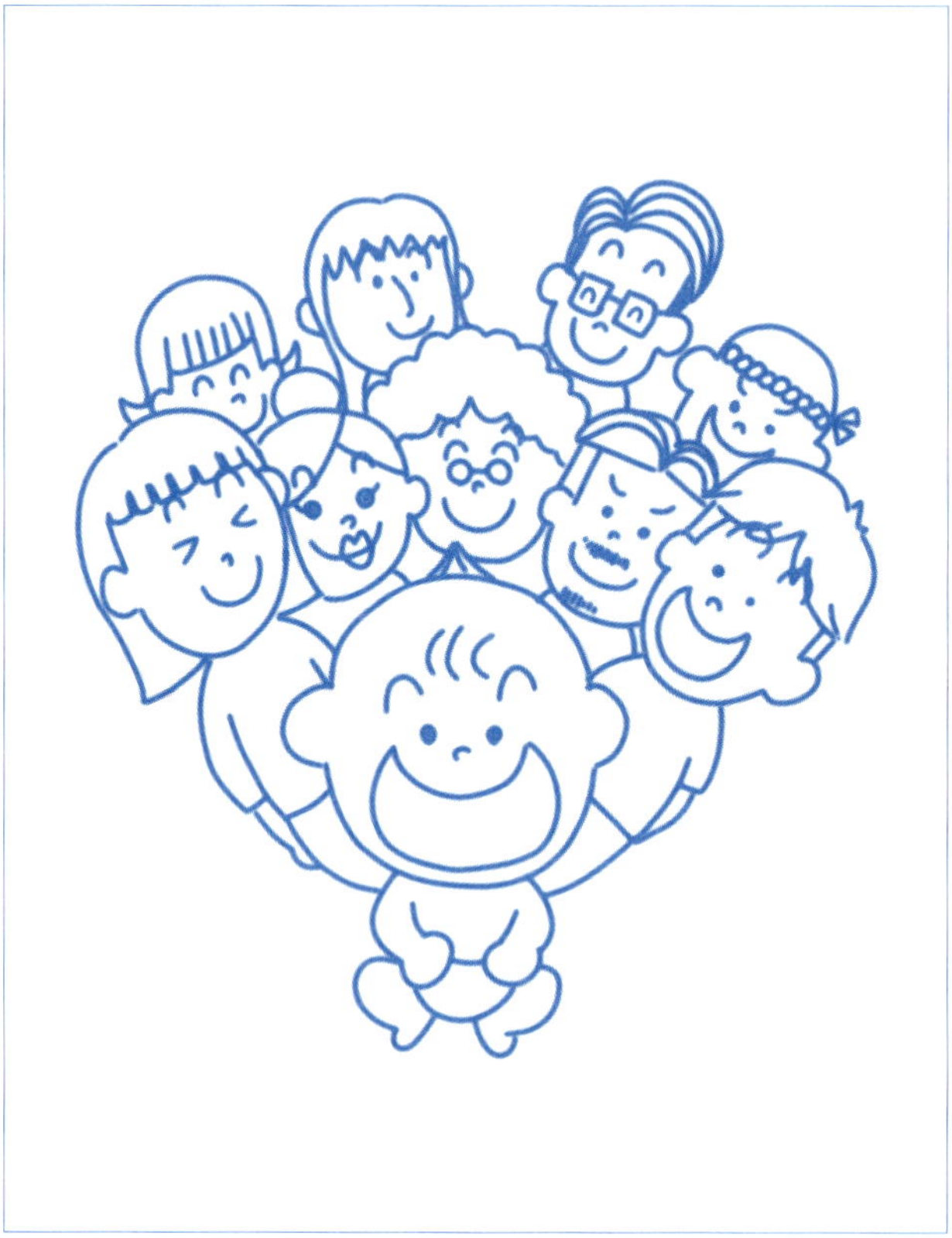

かたまり育児のヒント

いろんな人から、
たっぷりと愛されることが大切。

「誰に愛されるか」よりも、「どれだけ愛されたか」

子どもは3歳までに脳が急速に発達するため、0〜3歳が愛着形成の基盤を築く時期である。そのため、3歳になるまでは母親が子どもとずっと一緒にいて、子育てに専念しなければならない。

古くから信じられている、いわゆる「3歳児神話」というやつです。

これは一部正解で、一部不正解です。

前半の「子どもは3歳までに脳が急速に発達するため、0〜3歳が愛着形成の基盤を築く時期」これは正解です。大変重要な時期です。

しかしながら後半の「3歳までは母親が育児に専念しなければならない」これは不正解。

「母親が」については厚労省が「合理的な根拠は認められない」と言っています。

愛情を持って子育てをする必要があることは否定せず、それが母親でないといけないということははっきりと否定をしています。我々父親であっても全く問題ありませんし、第三者でも構いません。**重要なのは愛情を持って子どもを育てるということです。**

前述した通り、父親が子育てをすることのメリットもたくさんあります。いろんな人のいろんな刺激を子どもたちに与えることが発達を促進させることもあるでしょう。

ここがポイント

・0〜3歳までは、愛着形成の基礎ができる大切な時期。
・この時期は、たくさんの人から、たくさんの愛情をもらうことが大切。

vol.9

ある日の連絡帳
妖怪ティッシュ小僧

家での様子	
睡眠	時　分　～　時　分
排便	あり（　時）　なし
朝食	時 内容（　）
検温	（　）℃

妖怪ティッシュ小僧が出現しました。器用に指先でビリビリ破って、最後は父に「どうぞ」してくれます。父が散らかしたみたいな顔してくるのが納得できません。

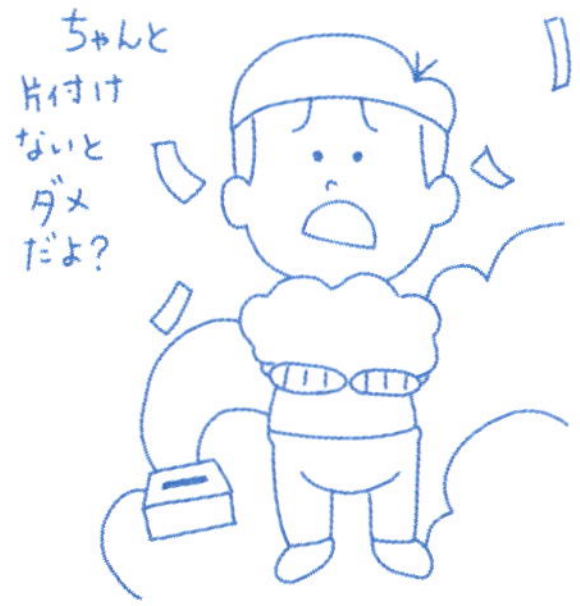

実際のところ…

我が家のティッシュ消費速度はおそらく世界トップクラスです。ティッシュがティッシュの役目を果たさずその生涯を終えることが非常によくあります。いつからか我が家ではティッシュを見ることが少なくなりました（本当にティッシュじゃないとダメな時に引き出しから取り出します）。

その原因はまさにこの「妖怪ティッシュ小僧」です。ふと振り返ると山盛りのティッシュが。そして犯人の疑いをかけられる私。「冤罪です!!」と叫びそうになりましたが、微細運動が苦手な息子が、またひとつ成長を見せてくれました。冤罪でしたが受け入れました。

45

きょうだいはいた方がいい？

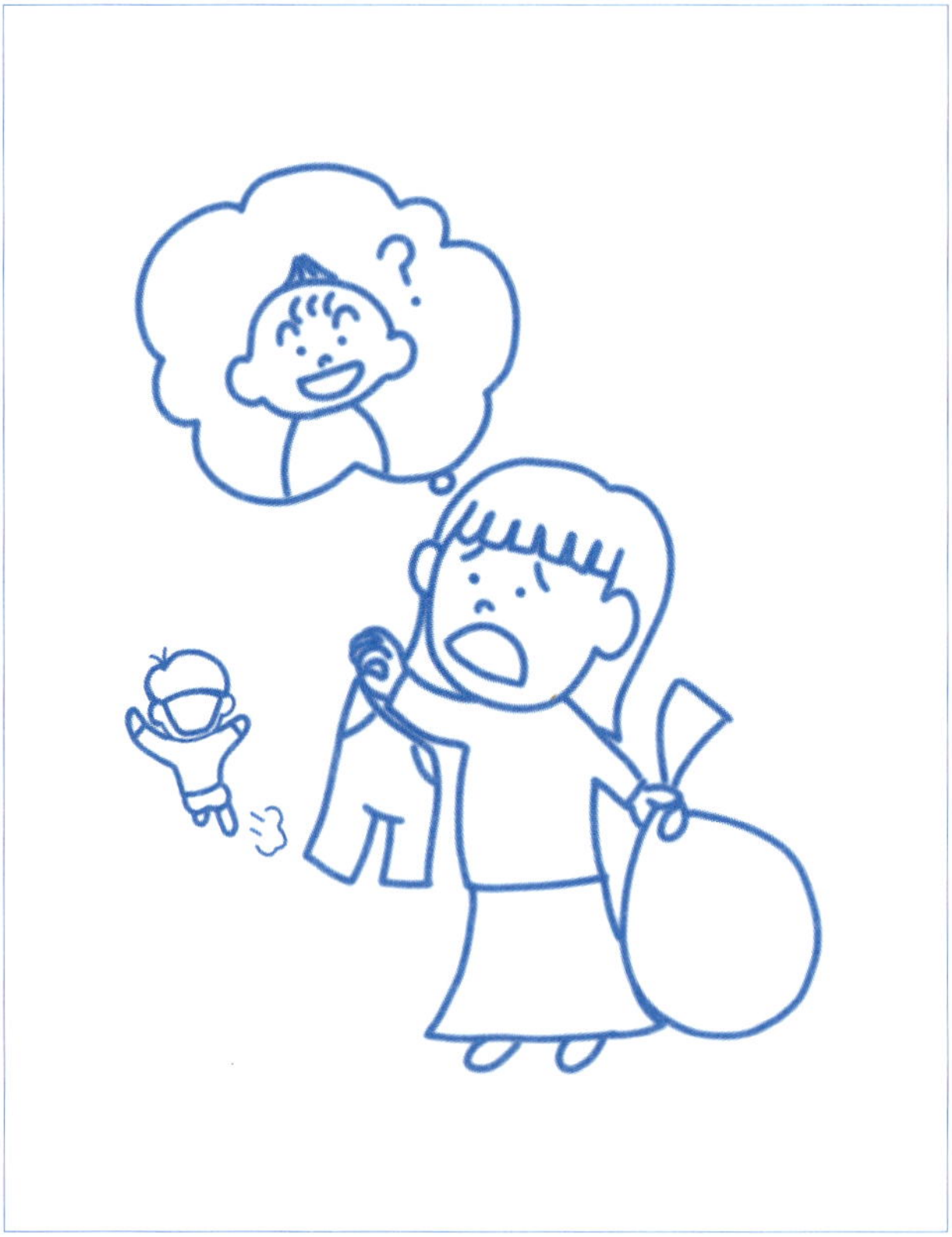

かたまり育児のヒント

「もう一人欲しいか？」は
意見が分かれることも。
それぞれの気持ちを口に出して伝えよう。

子ども目線ではなく親目線で考える

我が家には息子が二人おります。

毎日二人で切磋琢磨し、成長しております。兄弟がいて本当に良かったと思います。が、全員にこれが当てはまるかと言われるとそうではないと思います。

きょうだいがいることにも、一人っ子であることにもそれぞれメリットとデメリットがあります。きょうだいをつくるかどうか、これは**「今いる子どものために」と考えると、もしかしたらよくないのではないかと思う今日この頃です。**

今いる子どもにとっては大きなお世話かもしれないし、思っていたきょうだい像とは違うものになってしまうかもしれない。何よりつくろうとしている子どもからすると、「自分はお兄ちゃん（お姉ちゃん）のために産まれてきたの？」ってなっちゃうような気がしてしまいます。

大切なのは、**あなた達ご夫婦が、もう一人育ててみたいと思うかどうか。もう一人愛を注いでみたいと思うか**どうかだと思います。

また、子どもを二人以上育てることが、自分たちのライフスタイルに合っているかもよく考えた方がいい。親の私たちだって、「こう生きたい」とか「こういうことをしたい」と思ったっていいはずです。子どもがいたから、二人目ができたから、なりたい自分になれなかったなんてならないようにしたいですね。

ここがポイント

・「一人っ子」「きょうだい」それぞれに良さがある。
・大切なのは、もう一人愛情を注ぐ対象を増やしたいと親が思えるか。

第3章

小児科看護師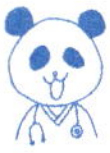が教える
インターネットとの
付き合い方

46

ネットを検索する前にやるべきこと

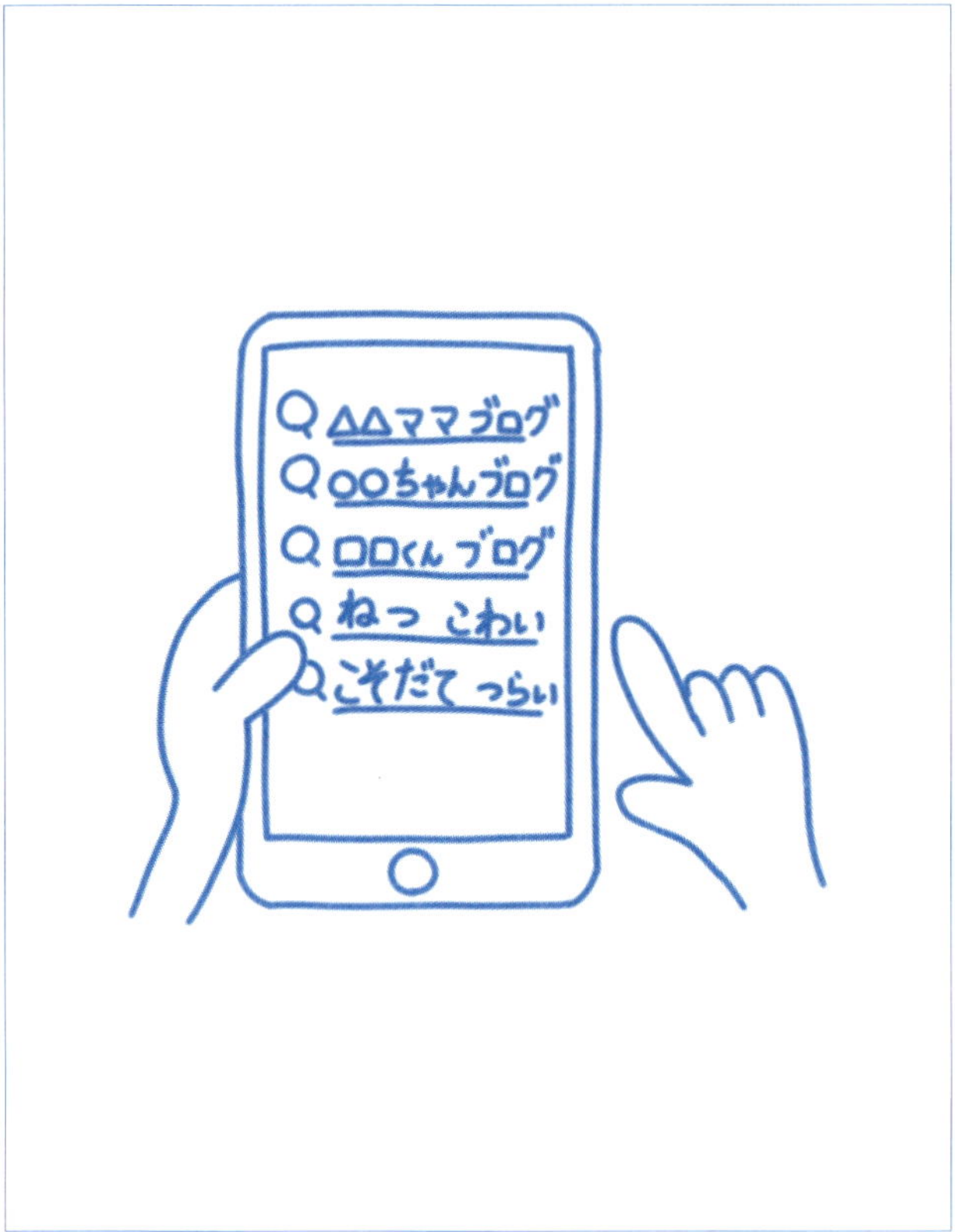

かたまり育児のヒント

「こんなこと書いてあったよ」

相手に共有する前に、ソースを確認！

まずは目の前の子どもの様子をしっかり見る

待ってください！　あなた、今何を調べようとしていますか⁉

子どもの病気？　子どもの発達？

待てーーーーーい！

一旦その手を止めてください。

ネットを開く前に、まずやるべきことはきちんとお子さんを見ることです。

どんな様子ですか？　しんどそう？　ぐったりしている？　何かに困っている？　あなたが、ではないです。お子さんがです。まずはそこをしっかり見ましょう。

多角的な視点でアドバイスをくれるのが専門職

次にすること、それは身近にいる専門職に相談することです。一番相談しやすいところはおそらく、医者や役所でしょう。**まずは人同士のやりとりをしましょう。**

どんなに小さな相談でも、専門職がそれを断ったり、無下《むげ》にしたりすることはありませんし、できません。専門家は多角的にその相談を分析してアドバイスすることができる。それが、専門職が専門職である所以《ゆえん》です。

その部分で、ネットというものは弱い。どうしても、インパクトを残すために悪いところや良いところのどちらかに寄った情報が多い。

専門職に相談した上で、**それを確認するための作業程度にネットを利用した方が良い**と私は考えます。

「誰が書いた情報か？」に注意する

さらに、ネットを使用する際には、**その情報の出所を確認**することが重要でしょう。国の機関や病院、役所、専門職などの情報は信頼度が高い。良いことも悪いこともどちらも満遍《まんべん》なく書いてあることが多いです。

一方、個人のブログや体験談などは比較的偏った情報が多い。「たぶん」とか「私の場合」などの表現が乱用されているようなものは、**一個人の意見であって、あなたやあなたのお子**

さんには当てはまらないことも多いでしょう。そういった情報に振り回される必要はありません。

適当に作った、作った人間だけがたまたま美味しいと感じた料理を、料理人みたいな顔をして人にゴリ押すような情報が溢れていますので、気をつけたいところです。

ここがポイント

- 心配事が起きた時は、まず子どもの様子をしっかり見る
- 向かうべきは、検索窓ではなく医療機関・役所の窓口！

47

自分を俯瞰する勇気

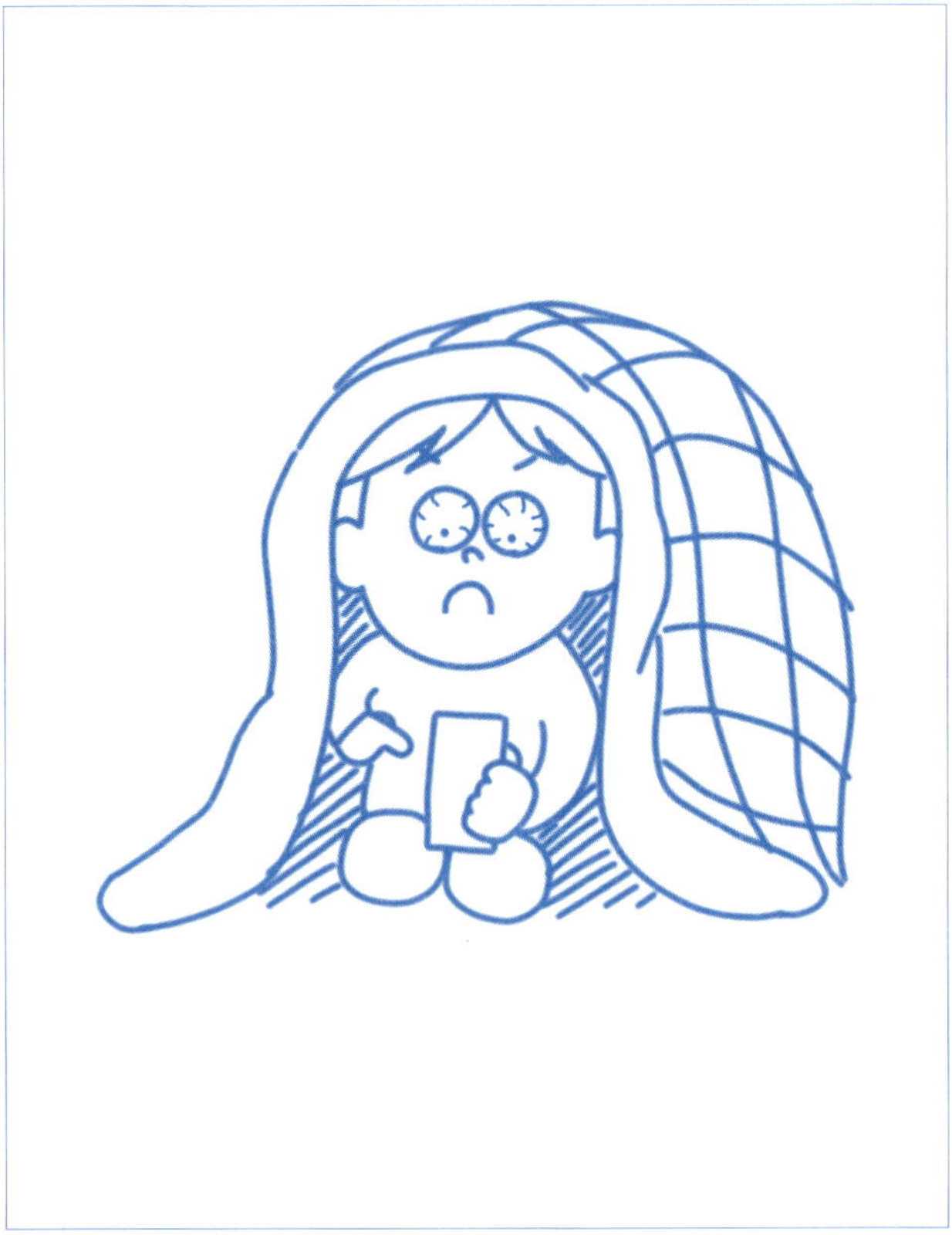

かたまり育児のヒント

相手がネットの情報に
溺れそうになっていたら、引っ張り上げよう。

安心材料を探していたはずが、気づけば……

ネットには信用ならん情報も溢《あふ》れています。

しかしながら、現代ではそれを調べられるスマホなどの媒体が超絶身近にあります。まず調べてしまう、その気持ちもむちゃくちゃよくわかります。「ネットサーフィンをして不安になる族」です、私も。

特に、自分の子どもや家族のことになると、入り込みすぎてしまい、周りがまーったく見えなくなってしまう。悪い情報ばかりを信じてしまい、ドキドキ、ウロウロ、キョロキョロ、シクシクしてしまう。

こんな時にあなたが頑張らないといけないこと。それはネットでもっといろんな情報を調べることではありません。もちろん、悲しくなって閉じこもることでもない。

一旦ネットから離れ、自分が今どんな状況か、一歩引いたところから見てみてください。横にいるパパ（ママ）に「今の私、どう見えてる?」と聞いてみてください。

俯瞰《ふかん》して、ネットの情報に踊らされている自分が見えたら、前述したように、専門家に直接相談してみてください。

繰り返しになりますが、家族（子ども）のことは自分のことよりも入り込んでしまいます。

ゆえに**俯瞰することはそんなに簡単ではありません。**

夫婦でしっかりかたまって、自分たちを俯瞰しましょう。

ここがポイント

- ・「検索しない」勇気も大切。
- ・スマホを閉じて、専門家のところへ行こう。

vol.10

ある日の連絡帳
不良少年

家での様子	
睡眠	時　分 〜 時　分
排便	あり（　時）　なし
朝食	時 内容（　）
検温	（　）℃

不良になってしまったかもしれません。腰パンで走り回っていました。危ないので止めてやってください。

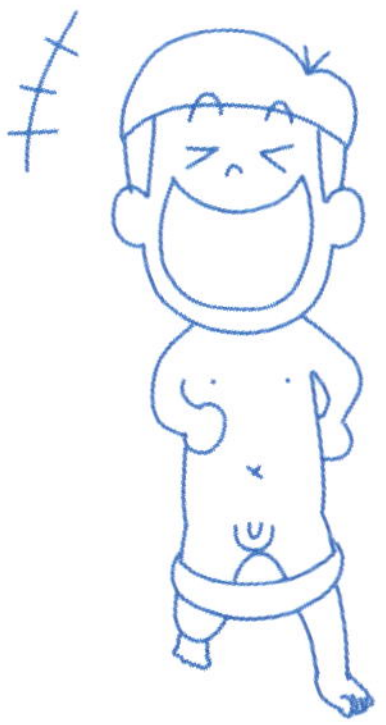

実際のところ…

不良なんてたちの良いものではありません。前述しましたが、息子は足腰弱めさんなので、普通に歩いていても、走っていてもなんかフラフラしています。

そんな男がこれをやりますから、気が気でない。お風呂上がりは床がビッチョビチョですし、おむつは破れて無駄になりますし、次男にぶつかって負傷者がでます。

「コーーラーーーッッ！！！」と言いつつも、日頃の解釈力訓練のおかげで、「腰パン」「不良少年」とおもしろ変換することができました。

48

こんなときはネットが便利

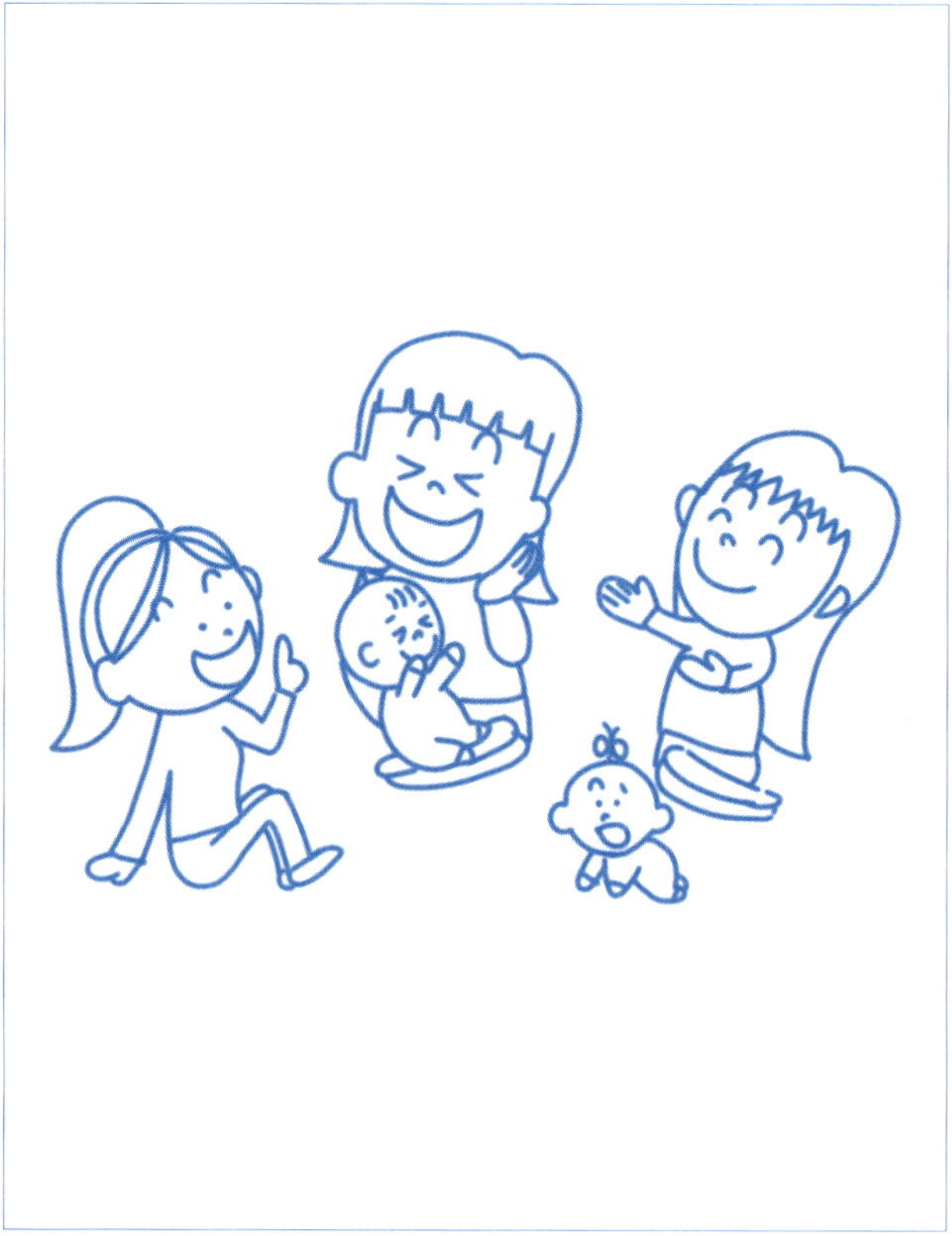

かたまり育児のヒント

地域のママ同士、パパ同士が
知り合うための会も開催されているので、
要チェック！

地域で繋がれる場所を見つける

ネットには、もちろん役立つ場面もあります。

子育ては、親だけがするものではありません。皆でするものです。国全体、地域全体で行っていきます。

核家族化が進み、身近に親戚など頼れる人がいないケースが増えてきましたが、**地域とは絶対に繋がっておいた方がいい。**何かあったら地域の仲間が助けてくれますからね。

そんな時にネットは活躍してくれます。

「あなたのお住まいの地域×子育てコミュニティ」で検索してみましょう。

また、子ども連れで行きやすい施設や、療育手帳を持っていることで利用できるサービスなど、イベント、施設、サービスを地域で絞って調べるには、ネットは強い味方です!!

ここがポイント

・地域の情報はネットで探すのが便利！

おわりに

本書を書くにあたって、様々な育児書や、ご家庭向けの「子どもの医学」的な書籍に目を通しました。どの本もとても細やかにたくさんの情報が書いてあり、すんげーなと思いました。子どもやご家族のためを思う愛を感じました。

本書はどうでしょう？

あ、先に言っておきますが、他の本同様、愛はたくさん詰まっています。これ以上詰められない程に詰め込みました。

ただ、他の本に比べて非常に抽象的に記載している部分も多く、ものによっては「パパママの感覚にお任せします！」みたいなものもあったかと思います。無責任に見えてしまわないか正直ビビっています（笑）

が、私の本はこれでいいと思っています。私の愛のあり方は、子育てを親一人に押し付けてはならないというものです。最終的な目標は、子どもに関わる（関わる可能性のある）みんなで子育てをすることです。

あくまで子育ての扇の要は親ですから、まずは親が一丸となって子どものことを考える。その、一丸となる術をしたためました。その上で無理が出れば、親以外の周りの人に頼ればいい。じゃあどこからが周りの人で、どこまでが親？　という線引きが難しく、親の抱える負担が大きすぎる現状がある。誰が決めた線引きでもないですが、親の責任感や社会の構造から、多くを親が背負うような様子が見受けられる。

この本は、一人で頑張らずもっと他者を頼るような線引きにしていきましょう！　という本です。頼ればいいんです。私たちが困っていることを、私たちよりも得意に簡単にできる人が実はたくさんいます。頼りましょう。頼ってください私たちを。そして、私が困った時は頼らせてください。

本編でも書きましたが、この本を執筆中に、私は自分の子どもの子育てや家庭での困りごとについて、ほとんどコミットできていませんでした。満足度0です。こんにゃくゼリーのカロリーよりも、平日23時のニュースよりもzeroです（笑）

しかしながら、子どもはスクスク育っている。当初は妻に全て任せていて申し訳ないと自責の念にかられていましたが、ある日家族で近くの商店街を歩いたんです。

するとね、喫茶店のご夫婦、スーパーのおばあちゃん、時計屋のおじちゃん、呉服屋のおじいちゃん、魚屋のお姉さん、整体の兄ちゃんたち、肉屋のお母さん、色んな方が息子たちに声をかけてくれるんです。

「おはよう！　今日も元気やね！」「今日はパパと一緒？　嬉しいねぇ。」「いつも来てくれてありがとう！」「昨日来ないから心配してたんよ。体調悪かった？」「お母さんも大変やね！大丈夫？　何でも言いや！」って。

あぁ、この子たちは色んな人に支えられて成長していってるんだな、私だけでは成し得ない社会性の獲得を、色んな方の協力で成し得ているんだな、と感じました。たくさんの方に子育てを手伝っていただいていることを痛感し、むしろこういった方にサポートしていただいた方が子どもは健やかに育つと実感しました。

この本を通して、日本中のありとあらゆる場所でそういった素敵なコミュニティができればと思っています。

さあ、みんなでかたまっていきましょう。

２０２４年12月

林朋博（papaPANDA）

著者／監修者紹介

著者　papaPANDA（ぱぱ・ぱんだ）

小児科看護師。

小児科病棟、看護大学（小児科）教員、小児科クリニックと15年間小児科に携わり続けている。現在は小児科クリニック管理職。

日々、保護者から子どもの病気や発達、育児の相談を受けている。

先天性心疾患と発達特性のある長男、定型発達の次男の二児の父。

長男出生時に父親の存在や家族の在り方、病気・発達の受け止め方を考えるようになり、「パパが世界を変える」をモットーにSNSで子育てについて発信開始。

長男の保育園入園を機に、保育園との連携のため、ママの笑顔のためにイラスト入りの連絡帳を書き始める。現在は連絡帳を通して子どもの疾患の情報発信や、子育てが少し楽になる考え方を発信中。

SNS総フォロワー約７万人（2024年11月時点）

監修　高折 徹（たかおり・とおる）

日本小児科学会専門医、小児神経専門医。

2011年京都大学医学部卒。大阪府内の病院で小児科医として経験を積み、東京都の病院で小児神経の専門研修を行う。母校で基礎研究を行ったのち、現在は大阪府の医学研究所北野病院に副部長として勤務。小児神経が専門。てんかんや発達障害などを得意としている。

表紙イラスト　tupera tupera
本文イラスト　papaPANDA
表紙デザイン　小口翔平、畑中茜（tobufune）
本文デザイン　沢田幸平（happeace）
DTP　有限会社 中央制作社

小児科看護師が寄り添う
はじめての「かたまり」育児

2025年 1月 7日　初版第1刷発行

著者　papaPANDA
発行人　片柳 秀夫
編集人　志水 宣晴
発行　ソシム株式会社
https://www.socym.co.jp/
〒101-0064　東京都千代田区神田猿楽町1-5-15 猿楽町SSビル
TEL：(03)5217-2400（代表）
FAX：(03)5217-2420

印刷・製本　中央精版印刷株式会社

定価はカバーに表示してあります。

落丁・乱丁本は弊社編集部までお送りください。送料弊社負担にてお取替えいたします。

ISBN 978-4-8026-1498-6